ひとり親家族の看護学

平谷優子 著

晃洋書房

目　次

はじめに

　看護師をしていた私が，ひとり親家族の家族機能研究に着手することになったのは，勤務していた小児病棟でのひとり親家族との出会いがあったからである．病児へのケアを通してひとり親のご家族と関わる中で，子どもの付き添いや面会により役割が増加し，ひとり親が仕事を継続できない状況や体調を崩してしまう光景を目にしてきた．そのような状況の中で，「入院により子どもの健康が回復しても，家族全体としてみた時に健康な状態であると言えるのか？看護師として何ができるのか？」という疑問を抱くようになった．この疑問をリサーチクエッションに発展させ，2006年に大学院に入学したのをきっかけに家族看護学を学び，ひとり親家族を対象とした研究を開始した．大学院前期博士課程，後期博士課程を修了後も研究を継続して，あっという間に16年の歳月が流れた．幸いにも，この間に3回の科学研究費補助金による助成を得ることができ，そのお陰で，取り組むことができた調査結果の一部が本書の源である．

　本書の目的は，看護学の視点からひとり親家族を理解し，家族支援に生かすことである．とりわけ，本書ではひとり親家族の「家族機能」に着目した．それは，家族を支援する目的は，家族機能の維持・向上にあるからである（法橋，堀口，樋上，2010）．家族は，家族を構成する個人（家族員）が，仕事や子育てなどの役割を果たすことにより，家族や家族を取り巻く環境（人や社会）に対して様々な働きをしている．家族員がそれぞれの役割を果たすことで，家族は集団を維持しているため，いかにその機能を発揮するかという視点が重要になる．本書において「家族機能」とは，家族員が役割を履行することで生じ，家族が果たす認識的な働きならびに家族環境に対する認識的な力とする（Hohashi，

Honda, 2012). また，家族は，家族や家族を取り巻く環境と相互に影響を及ぼしあいながら，その関係性の中で成立しており，家族内部にのみ目を向けていたのでは見えてこない現象が存在する．したがって，本書では，ひとり親家族の家族機能を「家族エコロジカルモデル」(Bronfenbrenner, 1979; Roberts, Feetham, 1982) に基づいて検討する．家族エコロジカルモデルとは，家族と家族を取り巻く人的・物的・社会的環境をシステムとしてとらえ，家族との交互作用を分析する生態学を基礎としたモデルである．このモデルに基づき，ひとり親家族の家族機能を，家族との関係のみならず，家族を取り巻く人との関係や環境への適応に焦点をあて，幅広い視点から検討できるよう考慮する．

　本書では，子育て期（第一子が18歳（高校卒業年齢）以下）のひとり親家族を対象とした調査結果を紹介する．ただし，第1章は文献検討であり，文献によっては子どもの年齢が不明なものもあるため，この限りではない．なお，ひとり親家族は，片親家族や欠損家族，単身家族などの用語が用いられてきた経緯があるが，様々な家族のかたちが可視化されるようになった現在では，「ひとり親家族」の用語を使用するのが一般的である．厚生労働省がおおむね5年ごとに実施しているひとり親家族を対象とした全国調査の名称も，平成23年度までは「全国母子世帯等調査」であったが，平成28年度からは「全国ひとり親世帯等調査」に名称変更している．ただし，野沢 (2022) は，離婚によりひとり親家族になったケースについて，もう一人の親が離婚後も存在しているにもかかわらず，死亡したケースと一緒にまとめられて「ひとり親家族」とカテゴリー化してしまうことの問題点を指摘しており，今後，議論が必要と考えられる．

　さて，本書の第1章では，医学・看護学領域の文献を検討し，わが国におけるひとり親家族に関する研究内容と看護学研究の課題を明らかにする．その結果を踏まえて，第2章では，ひとり親家族とふたり親家族の家族機能を比較し，ひとり親家族の家族機能の特徴を量的に明らかにする．第3章から第5章では様々な状況にあるひとり親家族へのインタビューの結果を提示する．第3章では離婚を経験したひとり親家族，第4章では特別支援学校に通う障がい児をも

つひとり親家族，第5章では入院中の病児をもつひとり親家族のインタビューでの語りを分析し，ひとり親家族の家族機能のありようを記述する．第6章では，これまでの調査結果を基盤に開発した，ひとり親家族を対象とする家族機能尺度について，その開発過程や臨地現場・研究における活用方法を説明する．

　なお，本書の各章は筆者がこれまでに公表した論文を改稿したものである．ここで，それぞれの初出論文について記しておくと，第1章は平谷，法橋(2008)，第1章の補論は平谷(2019)，第2章は Hiratani, Hohashi (2010)，第3章は平谷，法橋(2009)，第4章は Hiratani, Hohashi (2021)，第6章は平谷，堀口，法橋(2020)に加筆・修正を施した．改稿の過程において，ひとり親家族に関する既存統計資料から得られるデータは最新のものに更新した．本書はどの章からでも読み進めることが可能であるが，第1章から順に読み進めた場合に，前章までの調査の課題を踏まえて当該調査を組み立てたことが分かるように，すべての章の背景を加筆・修正した．第2章と第4章の初出論文は英語で記述し公表したが，本書では，それを翻訳し日本語で記述した．第3・4・5章の質的記述的研究の初出論文は，紙面の制限があり対象者の語りを十分に紹介できなかったが，本書では，より対象者の体験が伝わるように対象者の語りを追記した．第5章の調査は本書で初めて紹介するが，その調査対象者は先行研究（平谷，億田，杉中他，2017）と同じデータセットが含まれている．

引用文献

Bronfenbrenner U.: The ecology of human development, experiments by nature and design, Harverd University Press, Cambridge, MA, 1979

平谷優子：ひとり親家族に関する国内文献レビュー：2007-2014 年の論文を対象とした検討, 家族看護学研究, 25（1）：160-174, 2019

平谷優子, 法橋尚宏：ひとり親家族に関する国内文献の動向と家族看護学研究の課題, 家族看護学研究, 13（3）：165-172, 2008

平谷優子, 法橋尚宏：離婚を経験した養育期のひとり親家族の家族機能, 家族看護学研究, 15（2）：88-98, 2009

Hiratani, Y., Hohashi, N.: Family Functions of Child-rearing Single-parent Families in Japan: A Comparison Between Single-parent Families and Pair-matched Two-parent Families, Japanese Journal of Research in Family Nursing, 16 (2): 56-70, 2010

Hiratani, Y., Hohashi, N.: Family Functioning of Single-parent Families with Children Attending a Special Needs School in Japan, Pediatrics International, 63 (5): 581-588, 2021

平谷優子, 堀口和子, 法橋尚宏：ひとり親家族等用家族機能尺度（Family Functioning Scale for Single-parent Families: FFSS）の開発と信頼性・妥当性の検討, 家族看護学研究, 25（2）：177-188, 2020

平谷優子, 億田真衣, 杉中茉里, 他：子どもの入院による子育て期家族の家族機能の変動：病児の家族への半構造化面接にもとづく質的分析, 家族看護学研究, 22（2）：97-107, 2017

Hohashi, N., Honda, J.: Development and testing of the Survey of Family Environment（SFE）: A novel instrument to measure family functioning and needs for family support, Journal of Nursing Measurement, 20 (3): 212-229, 2012

法橋尚宏, 堀口和子, 樋上絵美：家族看護の場とパラダイム, 法橋尚宏編集, 新しい家族看護学：理論・実践・研究, 57-60, メヂカルフレンド社, 東京, 2010

野沢慎司：世帯の境界を超えるステップファミリー：離婚・再婚後の多様な家族関係を捉える, 社会と調査, 28：44-51, 2022

Roberts, C. S., Feetham, S. L.: Assessing family functioning across three areas of relationships, Nursing Research, 31 (4): 231-235, 1982

第1章　ひとり親家族に関する先行研究

第1節　看護学の視点からひとり親家族に着目する意義

I．調査の背景・目的

　家族は情緒的欲求の充足や子どもの社会化，疾患や治療に対する管理，医療費や健康保険の支払いなどの重要な役割を担う（平谷，2019）．また，家族員と家族は相互に影響を及ぼしあうため，家族全体に対してエビデンスに基づいた家族支援を行う必要がある．そのためには研究により家族看護のエビデンスを蓄積することや蓄積されたエビデンスを分析することが重要である（平谷，2019）．

　現代の家族構成のマジョリティーはもはや就業している夫と専業主婦の妻からなるふたり親家族ではない（Bomar, 2004）．特に大きな家族構成の変化は，離婚によるひとり親家族が増加している点である．日本の母子世帯（父のいない児童〈満20歳未満の子どもであって未婚のもの〉がその母によって養育されている世帯）の推計世帯数は 1,231.6 千世帯，父子世帯（母のいない児童がその父によって養育されている世帯）の推計世帯数は 187.0 千世帯で，その理由は離婚（母子世帯では 79.5%，父子世帯では 75.6%）が最多である（厚生労働省，2017）．また，家族構成の変化に伴い，日本の平均世帯人数は 2.39 人（令和元年）（厚生労働省，2020）にまで減少している．なお，平成元年の平均世帯人数は 3.10 人（厚生労働省，2020）であるため，平成の約 30 年間の短期間に徐々に，しかし，確実に平均世帯人員が減少していることが分かる．世帯規模の縮小により，家族介護の限界による介護問題や，子ども虐待に象徴される養護問題などが社会問題となっている（増淵，2003）．

　ひとり親家族の増加は，社会病理現象である離婚の増加によるものであり（土屋, 高橋, 池田, 1992），社会全体で支援しなければならない．家族看護学は社会病理にも取り組む必要があるが（法橋, 2005），ひとり親家族を対象とした看護研究は，家族の急速な増加に追いついていないのが現状である．

　本章では，国内の医学・看護学領域のひとり親家族に関する文献を検討し，わが国におけるひとり親家族に関する研究内容と看護学研究の課題を明らかにする．

Ⅱ．調査の方法

　ひとり親家族に関する文献検索には，医中誌 Web（Ver.4）（医学中央雑誌刊行会）を利用した．検索対象年は「1983年から2006年」，論文の種類は「原著」に設定した．検索語は「ひとり親」「シングルマザー」「片親」「母子家庭」「父子家庭」「離婚」の論理積とし，これらの少なくともひとつを含む文献を検索した．

　この条件で検索できた文献は412本であった．まず，書誌事項と抄録を確認し，ひとり親家族に関する研究ではないと断定できる296本を除外し，残りの116本の文献を入手した．これらを熟読して検討し，ひとり親家族の実態や課題，家族看護や家族機能について研究されていることを選定基準として，これを満たした50本の文献を分析対象とした（表1-1）．なお，ステップファミリーや養育者家族を対象とした文献，ひとり親家族を対象としていても疾患や治療のみに焦点があたっている医学文献があり，これらは除外した．

　ひとり親家族に関する研究内容と看護学研究の課題を検討するために，文献内容（調査法，対象者〈家族〉と対象者が抱えている問題，家族周期，研究結果）をまとめた．家族周期は，養育期（第一子の出生から小学校入学まで），教育期（第一子の小学校入学から高校卒業まで），排出期（第一子高校卒業から子どもが全員結婚あるいは独立するまで）に分類した．

表 1-1　ひとり親家族に関する文献一覧

文献番号	著者	表題	収載誌
1	川西（1983）	育児と環境：母子家庭・父子家庭における育児	小児科診療，46(1): 43-46, 1983
2	牧原ら（1985）	単親家庭の登校拒否に関する研究：7年間の児童相談所記録に基づく分析	児童青年精神医学とその近接領域，26(5): 303-315, 1985
3	寺脇ら（1985）	青春期の母子関係を中心とした2異常症例	思春期学，3(1): 84-90, 1985
4	鶴田（1985）	ソーシャルワーカーとして"ともにいること"をいかに支えたか：両親の離婚という状況下で死んでいった小児癌患者へのかかわりを通して	ナーシング，5(12): 1792-1799, 1985
5	池田（1985）	引き裂かれる子どもたち：婚姻の破綻が児童の精神衛生に及ぼす影響について	精神衛生研究，32: 17-25, 1985
6	上林（1986）	児童精神科領域における崩壊家庭の臨床疫学的研究	社会精神医学，9(3): 299-308, 1986
7	増井（1986）	思春期神経症患者に及ぼす親の離婚の影響に関する研究	九州神経精神医学，32(2): 87-101, 1986
8	増井（1987）	離婚をめぐる女性神経症の精神力動について	福岡大学医学紀要，14(3): 233-238, 1987
9	池田ら（1988）	婚姻の破綻が児童に及ぼす影響について：児童精神衛生の立場から	こころの健康，3(2): 71-79, 1988
10	黒木ら（1988）	家族危機のなかで発症した思春期2症例	精神療法，14(1): 45-53, 1988
11	清水（1988）	透析患者の quality of life：臨床症例：透析導入による離婚例	臨床透析，4(9): 1395-1398, 1988
12	池田（1989）	離婚と児童虐待を中心とした家族危機と家族病理	精神医学，31(6): 579-584, 1989
13	大隈（1990）	児童青年期精神科の子供と親の離婚	メンタルヘルス岡本記念財団研究助成報告集，(3): 67-69, 1990
14	大竹ら（1991）	ハイリスク児の QOL 向上の試み：母子家庭患児の外泊援助	日本看護学会集録 小児看護，22：285-288, 1991
15	竹之下ら（1991）	Neurotic Excoriation の1例	臨床皮膚科，45(3): 259-263, 1991
16	田村ら（1991）	末期患児とその家族へのチームアプローチ：父子家庭の1症例	小児の精神と神経，31(1): 55-59, 1991
17	蓼原ら（1991）	神経性食欲不振症に家族療法を適用した1例：母子家庭の場合	心身医療，3(11): 1625-1627, 1991
18	西沢ら（1992）	父子家庭における糖尿病児のセルフケア確立：地域とのネットワーク作りを試みて	日本看護学会集録 小児看護，23: 104-107, 1992

文献番号	著者	表題	収載誌
19	土屋ら（1992）	両親の離婚が児童の集団内での行動に及ぼす心理学的影響	日大医学雑誌, 51(1): 97-104, 1992
20	大蔵ら（1993）	全生活史健忘と二重身を呈した14歳少女の症例	臨床精神医学, 22(1): 69-74, 1993
21	外山ら（1993）	頭部と顔面に難治性潰瘍のみられた母子家庭における児童虐待	臨床皮膚科, 47(11): 1025-1028, 1993
22	吉里ら（1993）	医療少年院から送られてきた非行少年：治療経過と司法手続きについて	九州神経精神医学, 39(1): 71-77, 1993
23	高橋ら（1997）	父子家庭施策のあり方に関する研究(3)：ホームフレンド事業の実施状況と今後の父子家庭施策	日本総合愛育研究所紀要, 33: 105-126, 1997
24	稲垣ら（1998）	小児転換性障害の1例：リエゾン精神医学の立場から関わって	九州神経精神医学, 44(2): 142-146, 1998
25	真鍋ら（1999）	助産施設における産褥期訪問指導の1考察	岐阜県母性衛生学会雑誌, 24: 47-53, 1999
26	小玉（2001）	乳児院に入所した児と4年間の入院を経て自宅に帰った児の退院までのプロセスを通して継続看護を考える	市立堺病院医学雑誌, 4: 63-70, 2001
27	永田ら（2001）	実存分析(ロゴセラピー)により短期に軽快した神経性過食症の1例	心療内科, 5(5): 347-350, 2001
28	出口ら（2002）	生活習慣病の難治化予防における心身医学の関わり：糖尿病を中心に：小児発症1型糖尿病症例 家族の問題と医療のあり方	心身医学, 42(4): 251-257, 2002
29	高ら（2002）	母子家庭における幼児の社会生活能力と母親の養育態度：一般家庭との比較を通しての検討	小児保健研究, 61(1): 73-81, 2002
30	帆足ら（2002）	発達障害を持つ患者とその家族を支える看護者の役割：行政や他医療機関とのネットワーク構築に向けて	日本精神科看護学会誌, 45(2): 466-470, 2002
31	大辻ら（2002）	心因性視覚障害の難治例について	眼科臨床医報, 96(4): 417-419, 2002
32	鈴木ら（2002）	小児PD療法における在宅支援への取り組み：地域のバックアップにより在宅療法が確保できた父子家庭の症例	小児PD研究会雑誌, 15: 22-26, 2002
33	田原ら（2002）	摂食障害に伴い著しいるいそう, 運動障害を呈した2歳女児例	小児科臨床, 55(6): 1019-1023, 2002
34	内藤ら（2003）	子どもを持つ物質依存症者への援助：特に配偶者のいない1人で育児をしているケースをめぐって	アディクションと家族, 20(1): 75-81, 2003
35	澤村ら（2003）	精神科治療者が虐待通報を余儀なくされたとき：解離性同一性障害の母による児童虐待の1例を巡って	子どもの虐待とネグレクト, 5(1): 109-117, 2003

文献番号	著者	表題	収載誌
36	渡辺ら（2003）	幼児のターミナルケアに対する考察：高度の疼痛を抱えながら，母子家庭で在宅ケアを施行した神経芽腫の3歳例を通して	小児がん，40(4): 558-562, 2003
37	渡辺ら（2003）	衛生統計から見た母子家庭：在胎週数と出生時体重・身長の検討	東海学校保健研究，27(1): 41-47, 2003
38	村上ら（2004）	暴力の世代間伝達の中で精神的混乱をきたした1女性例	心療内科，8(1): 63-66, 2004
39	竹村ら（2004）	両親の離婚により祖母をキーパーソンとした腹膜透析導入患児家族への精神的援助：入院中に祖母との信頼関係を確立していった症例を通して	日本小児腎不全学会雑誌，24: 287-288, 2004
40	田中（2004）	母子家庭で重症心身障害児を養育する家族への看護介入の一考察：簡易版家族生活力量アセスメントスケールで家族生活力量を再評価して	奈良県立三室病院看護学雑誌，20(2): 54-57, 2004
41	雨宮ら（2005）	『行動制限を用いた認知行動療法』が有効であった，経口摂取ができず著明なやせをきたした嘔吐恐怖の1例	心身医学，45(11): 873-879, 2005
42	荒牧（2005）	育児への否定的・肯定的感情とソーシャル・サポートとの関連：ひとり親・ふたり親の比較から	小児保健研究，64(6): 737-744, 2005
43	堀田（2005）	母子家庭の家族システムと回復プロセス：学童期の男児を抱える母子家庭を対象として	心理臨床学研究，23(3): 361-372, 2005
44	宮本ら（2005）	保護者の離婚，死亡が血糖コントロールに与える影響およびひとり親家庭糖尿病児の血糖コントロール状態について	小児科臨床，58(3): 339-341, 2005
45	澤田ら（2005）	幼児に対する母親の非統制的養育行為の実態と関連要因：母親のライフスタイルによる特徴	子どもの虐待とネグレクト，7(2): 209-221, 2005
46	平岡（2006）	シングルマザーの周産期における医学的および社会的要因の検討	母性衛生，46(4): 500-506, 2006
47	川崖ら（2006）	DV被害女性における心身の健康状態：母子生活支援施設入所中のDV被害女性を対象に	西尾市民病院紀要，17(1): 24-30, 2006
48	永吉ら（2006）	終末期小児がん患児の同胞への看護支援：単親家庭の同胞が直面した問題への介入事例	小児がん看護，1: 41-47, 2006
49	瀬能ら（2006）	子育て期にある患者への精神的かかわりについて	鳥取赤十字病院医学雑誌，15: 35-37, 2006
50	鈴木（2006）	地域生活を支える看護：訪問看護の実践から	日本精神科看護学会誌，49(1): 154-155, 2006

第2節　先行研究の文献内容

　50本の文献内容は，表1-2に示した．複数の事例や研究が含まれている文献についてはこれらを別にして，50本の文献の59件の研究を一覧にした．なお，川西 (1983)〈文献番号1〉と渡辺ら (2003)〈文献番号37〉の文献は，さまざまな既存統計資料を用いているので，対象者数の詳細は省略した．

　量的調査（質問紙調査と既存統計資料調査）15件のうち，12件が比較調査，3件が横断調査であった．質問紙調査7件のうち，信頼性・妥当性が実証された質問紙を用いたものは高ら (2002)〈文献番号29〉の文献のみで，残りの文献では質問紙を独自に作成し，信頼性・妥当性を検証せずに使用していた．

　対象については，質的調査（事例調査と面接調査）44件のうち，子どもを対象とした研究が23件と多く，家族員全員を対象とした研究が13件，親（母子家庭の母親）を対象とした研究が8件であった．量的調査 (15件) では，子どもを対象とした研究が8件，家族員全員を対象とした研究が3件，親を対象とした研究が4件であった．ただし，量的調査の対象数は少なく，宮本ら (2005)〈文献番号44〉のように対象（子ども）を4名しか確保できていない研究もあった．

　対象者（家族）が抱えている問題は，子どもの不登校 (10件)，子ども虐待 (8件)，子どもの摂食障害 (5件) が多かった．

　家族周期は，質的調査では，養育期が4件，教育期が30件，排出期が3件，不明（第一子の年齢もしくは学校・所属が明記されていない）が7件であり，教育期が多かった．量的調査では，家族周期が特定できなかった．

　事例調査の研究結果については，大竹ら (1991)〈文献番号14〉，西沢ら (1992)〈文献番号18〉，鈴木ら (2002)〈文献番号32〉，鈴木 (2006)〈文献番号50〉は，地域の社会資源の活用が不可欠であり，病院と地域の保健センターや訪問看護ステーションが連携し，一体となって，経済的支援や家事援助も含めてひとり親家族の療養生活を支援しなければならないことを述べていた．瀬能ら (2006)〈文献

番号 49〉と清水 (1988)〈文献番号 11〉の事例では，母子家庭の母親が病気で就労が困難なときに，生活保護やひとり親特別医療制度といった社会資源の紹介や申請の代行を行うことで経済的不安が緩和され，治療に専念できていた．真鍋ら (1999)〈文献番号 25〉は，看護は医療的機能のみならず，福祉的（生活の維持・向上）・保健的（健康の維持・向上）機能を担う必要があることを報告していた．大辻ら (2002)〈文献番号 31〉と田村ら (1991)〈文献番号 16〉は，医療者がひとり親家族を理解し，支持的にかかわることの重要性を指摘していた．家族機能に焦点をあてた研究は田中 (2004)〈文献番号 40〉のみであり，独自の判断基準を用いて家族を捉えるのではなく，アセスメントスケールなどの使用により客観的に家族機能を評価すべきであることを述べていた．

　既存統計資料調査の研究結果については，渡辺ら (2003)〈文献番号 37〉と宮本ら (2005)〈文献番号 44〉は，身長やグリコヘモグロビン (HbA1c) という客観的な指標をアウトカムにしていた．全体的には，離婚や父親の不在が家族に及ぼす影響（家族の子育て機能の低下，それに伴う精神医学的な問題など）を議論しているものが多かった．しかし，現状の把握にとどまっており，具体的な家族支援策が提示されているものは少なかった．

表1-2　ひとり親家族に関する文献内容

調査法	文献番号(表1-1対応)	対象者（家族）と対象者が抱えている問題
	3	14歳男児（摂食障害，肥満，子ども虐待，不登校）
	4	8歳男児（ウィルムス腫瘍ターミナル），その家族
	5	12歳女児（転換性障害）
	同上	12歳男児（心身症，不登校）
	同上	小4女児（学力低下，不登校）
	同上	小4女児（心因性視力障害，不登校）
	8	45歳女性（心気神経症）
	10	14歳女児（転換性障害，不登校）
	11	41歳女性（慢性腎不全で透析導入）
	12	7歳女児（子ども虐待）
	13	8歳男児（注意欠損症候群）
	同上	13歳女児（不登校，うつ病）
	同上	14歳男児（行為障害）
	14	9歳男児（脊髄性筋萎縮症）
	15	13歳女児（自傷性皮膚障害）
事例調査	16	15歳女児（骨肉腫ターミナル）
	17	22歳女児（摂食障害），その家族
	18	15歳女児（1型糖尿病の自己管理不足），その家族
	20	14歳女児（転換性障害・全生活史健忘）
	21	10ヶ月男児（皮膚潰瘍，発育の遅れ・子ども虐待）
	22	18歳男児（てんかん，非行）
	24	14歳男児（転換性障害）
	25	29歳女性（助産施設での出産）
	26	16歳男児（副腎白質ジストロフィー），その家族
	27	18歳女児（摂食障害），その家族
	28	16歳女児（1型糖尿病の自己管理不足，不登校），その家族
	30	17歳男児（不登校，行為障害，ADHD）
	31	9歳女児（心因性視覚障害）
	同上	10歳男児（心因性視覚障害）
	32	16歳男児（不登校，腹膜透析の自己管理不足），その家族
	33	2歳女児（低栄養，摂食障害・子ども虐待の疑い）

家族周期	研究結果
教育期	思春期の心の問題の解決には躾と教育が必要で，医療者と教育者が親を手助けしなければならない
教育期	常に医療者は，死に向かう人々とともにいるという基本姿勢を保ち続けることが必要である
教育期	家族の緊張状態が子どもの心理に悪影響を及ぼし，精神衛生的に問題を生じていた
教育期	
教育期	
教育期	
不明	患者の親との未解決な葛藤が，患者の子どもが思春期になって再現し，離婚の成立に重要な役割を果たしていた
教育期	症状と家族間の葛藤に密接な結びつきがあった
教育期	離婚を契機として生活の質が高まることがある
不明	家族機能が衰え，家族が危機に陥ったときに子ども虐待が勃発しやすい
教育期	離婚後に，親権，親機能不全症，別れた親との接触に関する問題が生じていた
排出期	
養育期	
教育期	母子家庭では，家族，地域，医療者が一体となれば，医療的ケアの必要な児の外泊が実現可能である
教育期	疾患の病因には，心理的因子，親子関係があった
不明	家族と共鳴するような関係を作り，チームアプローチを行うことで効果的なターミナル期のケアが可能である
排出期	コミュニケーションを重視した家族療法が有効であった
教育期	施設から地域に目を向け，地域と連携をスムーズにとることが必要である
教育期	疾患の発症の契機には，親子関係や心理的葛藤があった
養育期	子ども虐待を的確に診断し保護するために，皮膚科医の果たす役割は大きい
排出期	非行少年の退院において，治療契約，司法関連施設との連絡調整が必要となる
教育期	精神的な葛藤が身体症状として表現されていた
養育期	助産施設では，医療・福祉・保健的機能を発揮した看護援助が必要である
教育期	個人の人権を尊重し，発達を促進するような援助を継続的に行うことが望ましい
教育期	疾患の治療にロゴセラピーが有効であった
教育期	望ましい治療者・患者関係を確立し，病気の受容と成長を促すという視点をもつことが必要である
不明	看護師は，社会資源を活用し，他の医療機関へ協力を求める中心的役割を担う
不明	患者・家族に対し，支持的にカウンセリングを行うことが大切である
教育期	
教育期	地域のバックアップ体制を得ることで，自己管理能力が確保された
養育期	母子関係の希薄さが疾患の発症要因となっていた

調査法		文献番号(表1-1対応)	対象者（家族）と対象者が抱えている問題
事例調査		34	34 歳女性（アルコール依存症，子ども虐待），その家族
		同上	26 歳女性（薬物依存症，子ども虐待）
		35	26 歳女性（交代人格，子ども虐待）
		36	3 歳男児（神経芽腫ターミナル）
		38	37 歳女性（被害妄想，子ども虐待）
		39	6 歳女児（慢性腎不全で透析導入），その家族
		40	2 歳女児（重症心身障害），その家族
		41	13 歳女児（摂食障害）
		48	12 歳女児（網膜芽腫ターミナルの病児の同胞），その家族
		49	41 歳女性（胃癌，乳癌ターミナル）
		50	30 代後半女性（統合失調症），その家族
面接調査		43	母子家庭の母親（4 名），その家族
		47	母子生活支援施設入居中の DV 被害女性（28 名）
質問紙調査	比較調査	9	離婚した母子家庭の母親(494 名)，首都圏の一般主婦(3,374 名)
	比較調査	同上	東京都内の保育所児（離婚群 66 名，一般家庭 519 名）
	比較調査	19	東京都内の 2 から 7 歳児（離婚群 145 名，一般家庭 540 名）
	横断的調査	23	18 歳未満の児童のいる父子家庭の家族（97 名）
	比較調査	29	5 から 6 歳の子どもをもつ家族(母子家庭23組と一般家庭94組)
	比較調査	42	ひとり親の母親（61 名），ふたり親の母親（769 名）
	比較調査	45	シングルマザー（43 名），ハウスワイフ（228 名），ワーキングワイフ（156 名）
既存統計資料調査	横断的調査	1	6 歳未満の児がいるひとり親家族
	比較調査	2	児童相談所が受理した不登校児(母子家庭80名，父子家庭11名)
	比較調査	6	精神科受診した 15 歳以下の児童（崩壊家庭 227 名，一般家庭 2,082 名）
	比較調査	7	精神科受診した 10 から 22 歳の神経症患者（生別群 48 名，健在群 93 名，死別群 51 名，生別再婚群 19 名，死別再婚群 10 名）
	比較調査	37	A 県の単胎の婚外子と婚外子でない子
	比較調査	44	1 型糖尿病児(ひとり親家庭17名と一般家庭163名の小中学生，ひとり親家庭 26 名と一般家庭 159 名の高校生以上の学生)
	横断的調査	同上	保護者が離婚・死別した 1 型糖尿病児 4 名
	比較調査	46	シングルマザー（71 名），対照群（3,629 名）

家族周期	研究結果
教育期	物質依存症の母親に対しては，依存症からの回復と親子関係の修復とを考えた援助が必要である
教育期	
養育期	患者による子ども虐待の通報を治療者が行った際に，患者との信頼性の確保と子どもの安全との並立が困難であった
教育期	ターミナル期に在宅ケアに移行したことで，疼痛軽減と家族の満足感が得られた
教育期	受容・傾聴中心のアプローチにより症状が軽快し，暴力の世代間連鎖に巻き込まれたことに気づいた
教育期	家庭環境や状況に応じた退院指導や精神的援助が必要である
不明	アセスメントスケールを使用し，客観的に家族の問題と潜在能力を把握することで，効果的な家族看護が実践できた
教育期	行動制限を用いた認知的行動療法が有効であった
教育期	入院時から計画的に患者の同胞にも情報提供を行う必要がある
教育期	社会資源の導入により経済的不安が緩和されて，ターミナル期を穏やかに過ごせた
教育期	地域と連携し，対象者の生活スタイルに合わせた看護を提供することが必要である
教育期	離婚後の母子家庭の回復プロセスとして，「母親喪失」「母子家庭の家族システム」「母子家庭の解放」の 3 段階がある
不明	DV 被害女性の 8 割以上が PTSD のハイリスクで，子どもへのネグレクトの危険性が高い
不明	母子家庭の母親は，健康感と治癒率が低く，受診率が高い
不明	離婚群の幼児は神経症的傾向が強く，衝動統制が弱い傾向にある
不明	離婚は子どもの集団内での行動に陰性の影響を及ぼす
不明	父子家庭施策は，子ども家庭施策の一貫として総合的な制度的拡充が求められる
不明	母子家庭では，母親の養育態度は保護的・服従的・矛盾的で，幼児社会生活能力（SQ: Social Quotient）は低値であった
不明	育児への否定的な感情が高く，肯定的な感情が低いのは，ふたり親で夫のサポートが低い場合である
不明	母親のライフスタイルによって，子どもに対する非統制的養育行為の発生頻度に差はないが，関連要因が異なる
不明	ひとり親家庭でも，健全な養育により育児は満足しうるものになる
不明	父子家庭より母子家庭で不登校が高頻度で，離婚直後と 6 年以上に多い
不明	実父母との別離は，子どもの情緒的安定・社会的適応・精神発達に有害である
不明	離婚が思春期の子どもの精神発達に及ぼす影響として，精神性的発達の難しさと愛情剥奪があげられる
不明	婚外子と婚外子でない子に身体的（在胎週数，身長，体重）な相違はない
不明	ひとり親家庭の糖尿病児の血糖コントロール状態は，一般家庭の児と有意差はない
不明	保護者の離婚・死亡により HbA1c は全例で悪化したが，6 から 12 ヵ月後には改善した
不明	シングルマザーは，社会的・医学的リスクファクターを抱えており，ハイリスク妊婦といえる

第３節　ひとり親家族に関する研究の概要と看護学研究の課題・看護への示唆

　調査法は質的調査が多く，少数事例の検討にとどまっていたが，いずれもが貴重な事例であり，事例研究の意義は大きい．質問紙調査については，7件のうち6件は独自に開発した質問紙を使用しており，その信頼性・妥当性が実証されていないので，これらは科学的根拠にもとづいた研究とは認めにくい．今後は，信頼性・妥当性が実証された質問紙やアセスメントスケールを用いた量的調査を行う必要がある．また，身長やグリコヘモグロビンといった客観的な指標を用いた実験研究は，妥当で信頼性も高く，対象者による主観的なフィードバックよりも好ましい (Bailey, 1997) といわれている．今後は，質問紙調査と並行して，客観的な指標を用いてエビデンスを集積することも必要であろう．

　対象は子どもが最も多かったが，面接の対象者や質問紙の回答者などが家族員という個人であっても，家族システムの一員として位置づけ，家族を分析の単位として研究する必要がある (Robinson,1995)．量的調査において対象者数が少ない文献もあったが，高ら (2002) が指摘するように対象を確保しにくいためであり，これがひとり親家族に関する文献が少ない理由のひとつとして考えられる．量的調査では，地域の保育・教育施設，母子生活支援施設などに協力を求め，統計解析を行うのに十分な対象数を確保する工夫と努力が必要である．

　家族周期をみると，教育期家族を対象とした文献が多かった．一方，養育期家族の文献は4件と少ないが，そのうちの3件は子ども虐待に関するものであり，これは子どもの生命にかかわる社会問題でもある．第一次予防が家族看護に必要な実践であり (浅野, 立岡, 杵淵他, 2001)，教育期になって問題を呈する前に，養育期の段階で予防的介入を行うことが望ましいと考える．この点から，養育期のひとり親家族を対象とした研究をさらに進める必要があろう．なお，量的調査では，家族を対象とした研究であっても，家族周期がすべて不明で

あった．家族周期が異なればその家族の発達課題も異なり，支援すべき内容や方法にも違いが生じるので，家族周期を明確にする必要があろう．

　研究結果を総合的にみると，離婚が家族に及ぼす影響を述べた文献が多かった．対象者が抱えている問題としては，子どもの不登校や虐待，摂食障害などがあったが，家族員も精神医学的な問題をもつことが多いので（上林，1986），家族全体に対して支援しなければならない．親の離婚により家族員数が減少し，就労と養育という親の役割が過剰になることで家族機能が低下し，このような問題が生じている可能性が考えられる．しかし，ひとり親家族の家族機能に焦点をあてた研究は田中（2004）の文献のみであり，家族機能レベルを質的および量的に評価する研究が望まれる．さらに，ひとり親家族が不全に陥りやすい家族機能も知り得ておく必要があろう．

　ひとり親家族への具体的な支援策を明らかにした文献は少なかったが，家族を客観的にアセスメントし，家族機能を評価して家族を理解し，支持的にかかわることが必要であることがわかった．看護の視点からみれば，ひとり親に起因する問題を数多く調査することよりも，具体的で実行可能な支援策を明らかにすること，問題の発生予防に作用できる因子を明らかにすることが必要であると考える．そのためには，ひとり親家族のニーズ調査，因果関係調査を行う必要がある．全国ひとり親世帯等調査（厚生労働省，2017）によると，とくに母子世帯の平均年間収入は348万円と低く，「家計」が困っていることの第一位にあがっている．まして，母親自身の病気や入院児への付き添いなどにより就労が困難になった場合には，経済的不安がさらに高まることが予測され，経済的負担や不安を緩和できるように働きかけることも必要であると考える．そのためには，家族が生活している地域との連携，社会資源の導入が不可欠であり，看護は生活の維持・向上に資する必要がある（真鍋，山内，伊藤，1999）．今後，施設から地域へ目を向け，具体的な支援策を構築するための家族看護学研究や実践を行うことが急務である．

引用文献

浅野みどり，立岡弓子，杵淵恵美子，他：1993 年以降の母子看護領域における家族看護学研究の動向，家族看護学研究，6（2）：122-132，2001

Bailey, D.M.: Data collection techniques, Research for the health professional: A practical guide, 94-118, F.A. Davis, Philadelphia, 1997

Bomar, P.J.: Family health promotion and family nursing in the new millennium. In: P.J. Bomar (Ed), Promoting health in families: Applying family research and theory to nursing practice (3rd edn, pp. 634-650), Philadelphia, PA: Saunders, 2004

高健，郷間英世，秋葉繁晴，他：母子家庭における幼児の社会生活能力と母親の養育態度――一般家庭との比較を通しての検討――，小児保健研究，61（1）：73-81，2002

平谷優子：ひとり親家族に関する国内文献レビュー：2007-2014 年の論文を対象とした検討，家族看護学研究，25（1）：160-174，2019

法橋尚宏：家族エコロジカルモデルにもとづいた家族機能度の量的研究――FFFS 日本語版 I による家族機能研究の現状と課題――，家族看護学研究，10（3）：105-107，2005

上林靖子：児童精神科領域における崩壊家庭の臨床疫学的研究，社会精神医学，9（3）：299-308，1986

川西康裕：育児と環境　母子家庭・父子家庭における育児，小児科診療，46（1）：43-46，1983

厚生労働省：平成 28 年度全国ひとり親世帯等調査結果報告．https//www.mhlw.go.jp/file/06-Seisakujouhou-11920000-Kodomokateikyoku/0000190327.pdf．2017（2020 年 12 月 30 日）

厚生労働省：2019 年国民生活基礎調査の概況．https://www.mhlw.go.jp/toukei/saikin/hw/k-tyosa/k-tyosa19/dl/14.pdf．2020（2020 年 12 月 30 日）

真鍋智江，山内祐子，伊藤邦彦：助産施設における産褥期訪問指導の一考察，岐阜県母性衛生学会雑誌，24：47-53，1999

増淵千保美：ひとり親家庭の生活保障と社会福祉の役割・課題――母子世帯の所得保障の側面から――，佛教大学大学院紀要，31：315-331，2003

宮本茂樹，染谷知宏，中村伸枝，他：保護者の離婚，死亡が血糖コントロールに与える影響およびひとり親家庭糖尿病児の血糖コントロール状態について，小児科臨床，58（3）：

339-341, 2005

西沢千文, 水野洋子, 中原明美, 他：父子家庭における糖尿病児のセルフケアー確立――地域とのネットワーク作りを試みて――, 日本看護学会 23 回集録（小児看護）, 104-107, 1992

大竹祐子, 久保瑞恵, 上金真喜子, 他：ハイリスク児の QOL 向上の試み――母子家庭患児の外泊援助――, 日本看護学会 22 回集録（小児看護）, 285-288, 1991

大辻順子, 内海隆, 信組明子, 他：心因性視覚障害の難治例について, 眼科臨床医報, 96 (4)：417-419, 2002

Robinson, C.A.: Unifying distinctions for nursing research with persons and families, Journal of Family Nursing, 1 (1): 8-29, 1995

瀬能あゆみ, 山本陽子：子育て期にある患者への精神的かかわりについて, 鳥取赤十字病院医学雑誌, 15：35-37, 2006

清水清：透析導入による離婚例, 臨床透析, 4 (9)：1395-1398, 1988

鈴木里美：地域生活を支える看護　訪問看護の実践から, 日本精神科看護学会誌, 49 (1)：154-155, 2006

鈴木泰子, 山口恵子：小児 PD 療法における在宅支援への取り組み――地域のバックアップにより在宅療法が確保できた父子家庭の症例――, 小児 PD 研究会雑誌, 15：22-26, 2002

田村賢二, 梅木ちはる, 井上登生, 他：末期患児とその家族へのチームアプローチ――父子家庭の 1 症例――, 小児の精神と神経, 31 (1)：55-59, 1991

田中秀美：母子家庭で重症心身障害児を養育する家族への看護介入の一考察――簡易版家族生活力量アセスメントスケールで家族生活力量を再評価して――, 奈良県立三室病院看護学雑誌, 20 (2)：54-57, 2004

土屋伸子, 高橋彰久, 池田由子：両親の離婚が児童の集団内での行動に及ぼす心理学的影響, 日大医学雑誌, 51 (1)：97-104, 1992

渡辺智之, 水野裕, 福田博美, 他：衛生統計から見た母子家庭――在胎週数と出生時体重・身長の検討――, 東海学校保健研究, 27 (1)：41-47, 2003

補 論　ひとり親家族に関する先行研究の追加調査

第1節　2007年以降の文献を対象とした検討

Ⅰ．追加調査の経緯・目的

　本書では，7つの調査結果について紹介している．7つの調査はそれぞれ独立した調査であるが，前章までの調査の課題を踏まえて次の調査を計画し，知見を積み重ねていった．具体的には，まず，ひとり親家族に関する文献を検討し（第1章），次に，第2～5章で紹介する調査を行った．その後，これまでのすべての調査結果を基盤に第6章の調査を実施した．ただし，第6章の調査を実施する前に，再度，文献レビューを行ったため，この研究について，補論として紹介する．

　ひとり親家族に関する先行研究はいくつか存在し，第1章の調査時点では見当たらなかったが，その後，文献レビューも公表されている．国内のシングルマザーの子育てに関する研究の動向を概観し，今後の看護研究の可能性を探ることを目的として実施した国内文献レビュー（門間，浅野，野村，2007）や，海外のシングルマザーの子育てに関する質的研究を概観し，今後の研究の課題を検討することを目的に実施した英語文献レビュー（門間，浅野，野村，2009）など，シングルマザーの子育てに焦点を当てた報告がある．また，第1章では，シングルマザーの子育てに限定せず，1983年から2006年に発刊された，ひとり親家族に関する国内文献の動向と看護学研究の課題を明らかにした．しかし，これらはいずれも10年以上前の研究論文を検討した結果の報告である．

　本補論では，2007年以降に報告された国内の医学・看護学領域のひとり親家族に関する国内文献を検討し，わが国におけるひとり親家族に関する研究内

容と看護学研究の課題について補足する.

II．調査の方法

　ひとり親家族に関する文献検索には，医中誌 Web（Ver.5）（医学中央雑誌刊行会）を利用した．検索対象年は「2007年から2014年」，論文の種類は「原著」に設定した．検索語は「ひとり親」「シングルマザー」「片親」「母子家庭」「父子家庭」「離婚」の論理積とし，これらの少なくともひとつを含む文献を検索した．

　この条件で検索できた文献は349本であった．まず，書誌事項と抄録を確認し，ひとり親家族に関する研究ではないと断定できる208本を除外し，残りの141本の文献を入手した．これらを熟読して検討し，ひとり親家族の実態や課題，家族看護や家族機能について研究されていることを選定基準として，これを満たした37本の文献を分析対象とした（表1-3）．なお，ステップファミリーや養育者家族を対象とした文献，ひとり親家族を対象としていても疾患や治療のみに焦点があたっている医学文献があり，これらは除外した．

　ひとり親家族に関するどのような知見が集積されているかを明らかにするために，文献内容（調査法，筆頭著者の職種，対象者〈家族〉，トピック，家族周期，研究結果）をまとめた．なお，家族周期は，養育期（第一子出生から小学校入学まで），教育期（第一子小学校入学から高校卒業まで），排出期（第一子高校卒業から子どもが全員結婚あるいは独立するまで），養育期と教育期を包含する子育て期（第一子出生から高校卒業まで）に分類した．

表 1-3　ひとり親家族に関する文献一覧

文献番号	著者	表題	収載誌
1	佐藤（2007）	知的障害のある産婦・家族への育児サポート：リエゾン的助産師の関わり	健生病院医報，30: 22-25, 2007
2	瀬地山（2007）	両親の離婚を体験した女児とのプレイセラピー	精神分析研究，51(1): 12-19, 2007
3	近藤ら（2007）	一般精神科病棟で入院加療を行った反抗挑戦性障害の1例	精神科，10(2): 168-172, 2007
4	橋口（2007）	父子世帯における社会化過程に関する研究	文京学院大学人間学部研究紀要，9(1): 163-175, 2007
5	新保ら（2007）	配偶者との死別によってひとり親となった母親の研究：悲嘆のプロセスを中心として	ソーシャルワーク研究，33(1): 42-46, 2007
6	有園（2007）	母子生活支援施設入所中母子の援助ニーズと問題行動：DV 被害者と非 DV 被害者の比較	心的トラウマ研究，3: 33-45，2007
7	星井（2007）	小児腎不全患者の家族の問題が腎移植選択に与える影響	日本小児腎不全学会雑誌，27: 144-145, 2007
8	野口（2008）	親の離婚を経験した不登校男子生徒との面接過程の一考察：思春期発達と子どもの喪失体験を中心に	精神療法，34(1): 72-80, 2008
9	木下ら（2008）	皮膚症状をきっかけに発見された児童虐待の1例	日本小児皮膚科学会雑誌，27(2): 213-216, 2008
10	平谷ら（2008）	ひとり親家族に関する国内文献の動向と看護学研究の課題	家族看護学研究，13(3): 165-172, 2008
11	豊島ら（2008）	母子世帯の自立を促す支援のあり方：母子生活支援施設における支援から	広島国際大学医療福祉学科紀要，4: 13-31, 2008
12	桑田（2009）	思春期男児膀胱尿道異物の2例：自己挿入にいたる背景の考察	日本泌尿器科学会雑誌，100(6): 632-634, 2009
13	伊藤ら（2009）	生体腎移植術を受ける重度知的障害児の母親のエンパワーメントとその支援：看護経過記録の内容分析から	家族看護学研究，14(3): 49-56, 2009
14	平谷ら（2009）	離婚を経験した養育期のひとり親家族の家族機能と家族支援	家族看護学研究，15(2): 88-98, 2009
15	門間ら（2009）	シングルマザーの子育てに関する質的研究：英語文献レビュー 1995-2007	家族看護学研究，15(1): 58-70, 2009
16	金井ら（2010）	ネフローゼ症候群再発時に，医療ネグレクトによる長期間放置後の受診を繰り返した1女児例	埼玉小児医療センター医学誌，26: 64-68, 2010
17	信田ら（2010）	父子家庭の腹膜透析患児を支える社会資源の活用	日本小児腎不全学会雑誌，30: 220-221, 2010
18	田中ら（2010）	溶血性尿毒症症候群により腹膜透析が導入になった患児と母親への退院支援	日本小児腎不全学会雑誌，30: 227-228, 2010
19	倉林（2010）	子どもをもつ若年層寡婦のストレスおよび自治体におけるサポートの現状	死の臨床，33(1): 94-100, 2010

20	門間ら（2010）	Child-rearing narratives and social realities of Japanese single mothers	日本看護医療学会雑誌，12(2):1-13, 2010
21	平谷ら（2010）	Family Functions of Child-rearing Single-parent Families in Japan; A Comparison Between Single-parent Families and Pair-matched Two-parent Families	家族看護学研究，16(2): 56-70, 2010
22	安田ら（2011）	さまざまな社会資源を活用した幼児の腎移植の1事例	日本小児腎不全学会雑誌，31: 253-254, 2011
23	春田（2011）	抑肝散を母子同服させて効果的であった症例	漢方と診療，2(2): 114-115, 2011
24	赤坂（2011）	家庭裁判所での別居した親子の試行的面会：「固まった」子ども達が動き出す空間としての「場」	遊戯療法学研究，10(1): 5-13, 2011
25	平沼（2011）	シングルファザーの子育てと親の発達	家族心理学研究，25(1): 68-82, 2011
26	表（2011）	ひとり親家族の家庭教育と子育て	京都女子大学発達教育学部紀要，7: 1-8, 2011
27	秋濱（2012）	さまざまな心因反応を示した1喘息児の追跡	埼玉県医学会雑誌，47(1): 232-237, 2012
28	佐野ら（2012）	若年妊婦への育児支援：退院後の生活に向けたサポート体制の調整について	山梨県母性衛生学会誌，11(1): 16-20, 2012
29	大河原（2012）	妹への暴力を主訴とした小4男児と家族への心理治療	EMDR研究，4(1): 41-51, 2012
30	今西（2012）	療育機関に通う発達障害児の親の生活課題：母子家庭における支援の検討	北海道社会福祉研究，32: 47-61, 2012
31	橋本ら（2012）	Empowerment of Mothers of Single Headed Family for Child Development; Action Research (2)	吉備国際大学研究紀要（人文・社会科学系），22: 41-58, 2012
32	野澤（2012）	ソーシャル・サポートが母子家庭の母親の育児ストレスに与える影響：サポート内容と祖父母の知覚されたサポートの検討	立正社会福祉研究，14(1): 1-6, 2012
33	中澤（2012）	家族構成の変動と家族関係が子ども虐待へ与える影響：母親の家庭内における立場に注目して	厚生の指標，59(5): 20-24, 2012
34	村上ら（2012）	虐待を疑いながら虐待死を防ぎえなかった一例を通して	日本小児整形外科学会雑誌，21(1), 66-70, 2012
35	水野（2013）	ワークファミリーコンフリクトに関する検討：母子家庭に焦点をあてて	日本ウーマンズヘルス学会誌，12(1): 97-102, 2013
36	竹原（2014）	不登校の思春期患者に対する退院支援	香川県看護学会誌，5: 30-34, 2014
37	平谷ら（2014）	子育て期のひとり親家族の家族機能と認知的ソーシャルサポート	家族看護学研究，20(1): 38-47, 2014

第2節　先行研究の文献内容

　37本の文献内容は，表1-4-1（事例調査），表1-4-2（事例調査以外）に示した．
　事例調査（18本）のトピックスは，ひとり親の疾患管理困難（子どもの疾患の管理をひとり親が行うことが難しい状態）（4本），子どもの不登校（4本），子ども虐待（4本）が多かった．研究結果を確認すると，ひとり親の疾患管理困難に関する事例はすべて子どもの腹膜透析管理をひとり親が行うことが困難であった事例であり，これに対して，家族のセルフケア力を加味した治療やケアの提案と選択，社会資源の紹介と導入を行っていた．具体的には，腹膜透析管理が困難であるため，腎移植を行ったり，夜間のみの透析で管理できるように腹膜透析の切り離し時間を延長してケアの負担を軽減したり，訪問看護やヘルパーなどの社会資源を導入して支援体制を整えていた．子どもの不登校に対しては，カウンセリングやプレイセラピー，子どもと親への精神的支援を行い，これらの治療や支援が有効であったことが報告されていた．なお，子どもの不登校4本のうち，2本の事例の子どもは反抗挑戦性障害や暴力の問題も併せもっており，これらに対する治療や家族への関わり（家族の関係性の調整や情報提供）も行っていた．子ども虐待に対しては，子どもへの治療の他に，虐待の発見と通告を行っていた．子どもに暴力をふるう親への治療を行い，有効であったケースの報告もあった．子ども虐待の背景として，ひとり親の経済的事情や養育力不足，認識不足が示唆されていた．家族や家族員に支援を行う際には，事例の内容を問わず，他科や他機関と連携して実施したケースが多かった．家族周期は養育期が7本，教育期が6本，不明が5本であった．これを内容ごとに確認すると，ひとり親の疾患管理困難4本のうち2本は養育期家族，1本は教育期家族の事例で，残りの1本の家族周期は不明であった．子どもの不登校4本のうち3本は教育期家族の事例であった（1本は不明）．子ども虐待4本のうち3本は養育期家族の事例であった（1本は不明）．

　面接調査（6本）のトピックスは，ひとり親家族の生活課題を明らかにしたもの（3本）が多かった．研究結果を確認すると，3本のうち2本は父子世帯の生活課題を明らかにしており，経済的問題（出費の増加や仕事の制限による減収によるもの）や家事・育児の困難さがあることが報告されていた．身内からの支援の有無や子どもの性別はシングルファザーの生活や子育てに影響を与えていることや，今後の支援のあり方として，父子相談員の必要性，父子世帯を取り巻く周囲への教育，日常生活の実態に合わせた柔軟な対応，個に対する支援のあり方，社会資源の根本的な見直しの必要性が述べられていた．残りの1本は療育機関に通う発達障がい児のシングルマザーの生活課題を明らかにしていた．ワンオペ育児などのシングルマザーの子育てに関する課題に加え，障がい児ときょうだいとの関係などの子どもが障がいをもつことによる課題，施設から出ることの不安などの施設利用に伴う課題があることが報告されており，親の背中を後押しするような支援の必要性が述べられていた．研究対象は父親が2本，母親が4本で，6本のうち2本は配偶者との死別を体験した親を対象としていた．

　複数の調査法の組み合わせ（3本）のトピックスについて特徴的な点は見当たらなかったが，その他の調査法において多く認められたトピックスと共通するものとして，ひとり親家族の家族機能（1本）があった．研究結果を確認すると，ひとり親家族の家族機能として「母親に集中した多重役割への取り組み」などの11カテゴリーが抽出されたことや，家族支援の優先度の高い項目として「家事や育児などに対する身内の協力」が明らかにされていた．調査法においては，質問紙調査と面接調査を組み合わせていた点が共通していた．

　質問紙調査（5本）のトピックスは，ひとり親のストレスとソーシャルサポート（1本），ソーシャルサポートと家族機能（1本），家族機能（1本）などがあり，ソーシャルサポートや家族機能に関する内容が多かった．研究結果を確認すると，ソーシャルサポートはひとり親家族とふたり親家族で差がないことや，道具的サポートはシングルマザーの育児負担感を軽減し，情緒的サポートは育児

表 1-4-1　ひとり親家族に関する文献内容（事例調査）

調査法	文献番号 （表 1-3 対応）	筆頭著者の 職種	対象者（家族）	トピック
事例調査	1	看護師	30 代母親（妊娠に気付かず自宅で出産），新生児，長男（年齢不明），祖母	ひとり親の 妊娠・出産
	2	教育・研究者 （不明）	来院時 6 歳女児（不登校），兄，父親，父方祖父母	子どもの不登校
	3	医師 （精神科）	11 歳男児（反抗挑戦性障害，不登校），母親（精神的に不安定，養育拒否）	子どもの反抗挑戦性 障害・不登校
	8	教育・研究者 （心理）	来談時中学 1 年生男児（不登校），妹（小学 4 年生），母親（30 代後半）	子どもの不登校
	9	医師 （皮膚科）	3 歳男児（前額部,体幹のびらん，痂皮），弟（経済的理由で乳児院に入所中），母親，母方祖母，知人	子ども虐待
	12	医師 （泌尿器科）	①母子家庭の 12 歳男児（尿道異物）②母子家庭の 14 歳男児（膀胱異物）	子どもの異物 自己挿入
	13	看護師	50 代母親（生体腎移植のドナー，無職），17 歳男児（慢性腎不全，腹膜透析導入後に腹膜炎を繰り返す，重度知的障害），祖父（80 代，無職），祖母（70 代，無職）	ひとり親の疾患 管理困難
	16	医師 （腎臓科）	14 歳女児（ネフローゼ症候群の再発），母親，兄 2 人	子ども虐待
	17	看護師	2 歳男児（腎不全，腹膜透析導入），父親（無職，腰椎すべり症），兄（経済的理由により祖父母宅に預けられている）	ひとり親の疾患 管理困難
	18	看護師	5 歳男児（腎不全，腹膜透析導入），母親	ひとり親の疾患 管理困難
	22	看護師	3 歳男児（低形成異形成腎，腹膜透析中），父親（持病あり，理解力が乏しい）	ひとり親の疾患 管理困難
	23	医師 （精神科）	30 歳の母親（人格障害，子どもへの暴力，自殺念慮），2 歳の子ども	子ども虐待
	24	臨床心理士・ 児童心理士	4 歳女児（離別した母親との面会），30 代父親，父方の祖母	離別した親 との面会

家族周期	研究結果
不明	妊娠を自覚できないまま自宅出産し救急搬送された産婦との関わりの中で気になる言動があり，精神科受診を勧めた結果，知的障害の診断に繋がったケース．対象家族に応じた育児支援を家族とともに考えながら行う事で育児負担の軽減と子どもの愛着形成確立に繋がった．
不明	親の離婚後に不安定な状態となり不登校となった女児のケース．プレイセラピー（3年8ヶ月実施した）が有効であった．
教育期	反抗挑戦性障害で行動化が激しいため，行為障害の治療に準じた治療を取り入れ，一般精神科で治療を行った子どものケース．行為障害の治療に準じた治療と一般精神科での入院治療が有効であった．母親に対し，これまでの苦労をねぎらい，子どもの状況を説明し，母親にも責任があったことを認識させる関わりを行った．
教育期	親の離婚とそれに伴う転校を体験し，不登校状態になった男子生徒のケース．スクールカウンセラーによる学校での1年半にわたる支持的な面接（男子生徒と母親にも並行して行った）が有効であった．
養育期	皮膚症状で受診し，診断の結果，児童虐待が疑われたケース．入院させ，児童相談所と連携しながら治療を行い退院後に自宅に戻ったが，その後，左鎖骨・肋骨を骨折したため，再び児童相談所に連絡し，乳児院に保護された．
不明	膀胱・尿道に異物を自己挿入した子どものケース．幼児期における父親との離別が精神状態に不安定性を与え，尿道への異物自己挿入の原因となった可能性が考えられた．
教育期	腹膜透析導入後に母親の不適切なカテーテルケアにより腹膜炎を繰り返していた重度知的障害のある男児に対し，母親をドナーとして生体腎移植を行ったケース．母親も含めた支援を行うことで母親が困難を乗り越え対処できるようになった．看護経過記録を内容分析したところ，母親の様子・行動の変化のプロセスは「他者の支援を得る行動」などの8カテゴリーが，母親に対する看護は「意思決定の支援」などの8カテゴリーが抽出された．
不明	再発時に長期間受診せず放置し，重篤な状態になってからの受診を3度繰り返したため，医療ネグレクトと判断し，児童相談所への通告と介入を行ったケース．背景には，家族の経済的理由や母親の養育力不足，母子の病気の認識の欠如が考えられた．
不明	父親の意欲が低く，腹膜透析をしている子どもの育児や腹膜透析管理ができず，腰椎すべり症の持病もあるため，男児を半年間緊急避難的に入院させたケース．その間に訪問看護やヘルパーなどの社会資源を活用して父親の育児負担を軽減する退院支援を行い，退院となった．
養育期	退院後も透析管理が必要な母子家庭の子どものケース．母子家庭で母親が就業しているため，男児の腹膜透析の切り離し時間を徐々に延長し，夜間のみの透析で管理できるようにした．また，周囲のサポートが少ないため，保育園や行政保健師と連携し，支援体制を整えた．
養育期	父親の理解力・養育能力が低く，腹膜透析管理が不十分で在宅療養が困難となった子どものケース．在宅での腹膜透析の継続が難しいため，子どもの治療法の最善の選択について多職種で検討し，腎移植を行った．
養育期	幼児期に性的被害を受け，安定した対人関係を継続できず，衝動的になると子どもに暴力を振るったり自殺念慮のある母親のケース．抑肝散を母子ともに服薬させた結果，母子ともに安定し，母子相互に効果があった．
養育期	両親の離婚により別れた母親との面会で子どもが固まってしまったケース．親子が会う場を同一の条件（時空間）で設定する支援が有効であった．

調査法	文献番号 （表1-3対応）	筆頭著者の 職種	対象者（家族）	トピック
事例調査	27	医師（小児科・ 小児外科）	11歳男児（気管支喘息），父親，10歳弟， 7歳弟，父方祖父母	子どもの喘息
	28	看護師	10代後半母親（未婚で若年妊娠），祖母， 母親のきょうだい3人	ひとり親の 妊娠・出産
	29	教育・研究者 （心理）	小学4年生男児（妹への暴力，夜尿），小学 1年生女児，母親，母方祖父母	子どもの暴力
	34	医師 （整形外科）	4歳男児（虐待死），2歳男児，2ヶ月女児， 母親，内縁の夫	子ども虐待
	36	看護師	10代前半女児（広汎性発達障害，不登校， 父親への暴力行為），父親	子どもの暴力・ 子どもの不登校

家族周期	研究結果
教育期	気管支喘息で受診し,外来フォロー中,不登校,夜尿などのさまざまな心因症状を示した子どものケース.子どもの自由画を手掛かりに家庭環境の変化(両親の離婚,祖父母による厳しい養育)を察知したため,心身症としての気管支喘息として,森田療法的アプローチを行い,有効であった.
養育期	母親自身も母子家庭で,10代で未婚で妊娠・出産したケース.妊娠期からのサポートの調整や地域保健師との情報交換,パートナー(高校中退しアルバイト中)の家族も交えたカンファレンスが効果的であった.
教育期	妹への暴力を主訴として心理相談に訪れた子どものケース.暴力の原因は,母親が子どもを愛せないことから生じていたため,男児の問題ではなく,親子の関係性の問題,その背景にある母親の問題(離婚前の傷つきの体験)に目を向け,男児と母親にEMDR(心的外傷後ストレス障害に対する心理療法)と家族療法を行い,有効であった.
養育期	虐待を通報したにもかかわらず認定されず,虐待死したケース.虐待を疑う症例では,児童相談所および警察に虐待を否定されても注意して経過を追い,場合によっては再度,通報する必要がある.判断に迷う場合は,他診療科との連携も必要である.
教育期	父親への暴力行為を繰り返していた不登校の思春期患者のケース.退院支援として,退院先を自分で決めたいとの意見を尊重し,選択できる機会を与えた結果,自己決定により自宅への退院が可能になった.

表 1-4-2　ひとり親家族に関する文献内容（事例調査以外）

調査法	文献番号 （表1-3対応）	筆頭著者の 職種	対象者（家族）	トピック
面接調査	4	教育・研究者 （不明）	父子世帯の父親（6名）	ひとり親家族の 生活課題
	5	教育・研究者 （保健・福祉）	死別母子家庭の母親（3名）	ひとり親の 悲嘆のプロセス
	19	教育・研究者 （看護）	子育て期間中に配偶者と死別し た女性15名	ひとり親の ストレス
	20	教育・研究者 （看護）	子育て中のシングルマザー9名	ひとり親の 子育て
	25	教育・研究者 （不明）	子育て中のシングルファザー22 名	ひとり親の子育て・ ひとり親家族の生活課題
	30	臨床心理士・ 児童心理士	知的障害児施設を利用する母子 家庭の母親4名	ひとり親家族の 生活課題
複数の調 査法の組 み合わせ	6	臨床心理士・ 児童心理士	①母子生活支援施設に入所中の 母親56名の面接調査と質問紙調 査，②56名の母親の同伴児童の 行動観察，③施設職員とのケー スカンファレンス	ひとり親家族のニーズ・ 子どもの問題行動
	14	教育・研究者 （看護）	母子生活支援施設または保育所 を利用するひとり親家族の母親 10名への面接調査と質問紙調査	ひとり親家族の 家族機能
	31	教育・研究者 （外国語）	プネ（インド）の青年期の子ど もをもつシングルマザー19名へ の面接調査と質問紙調査	ひとり親家族の サポートプログラム

家族周期	研究結果
子育て期	父子世帯の社会化過程における日常生活の問題点として，①経済的圧迫による生活水準の見直し（見直しの必要性があるができていない），②母親の代替機能の低さ，③地域とのかかわりの低さ，④父子世帯に対するサポート体制の未熟さが挙げられた．今後の支援のあり方として，父子相談員の必要性，父子世帯を取り巻く周囲への教育，日常生活の実態に合わせた柔軟な対応，個に対する支援や社会資源の根本的な見直しが必要と考えられた．
子育て期	配偶者との死別によりひとり親となった母親は，配偶者の死により悲嘆が始まる．現実という「外的な世界」と悲嘆という「内的な世界」をもっており，大きく変わった状況に適応していく一方で悲嘆を経験しながら現在に至っており，課題に対処したり社会生活に適応していても，夫を失ったショックから立ち直っているわけではない．悲嘆の回復まで捉える視点が必要である．
教育期	子どもをもつ寡婦のストレスとして「義父母・夫の親戚関係に関わるストレス」「死別に伴う諸手続き・行事に関わるストレス」などを含む8つのカテゴリーが明らかになった．また，必要なサポートが自治体にあるにもかかわらず，認知度が低いために十分活用されていなかったため，周知の方法の検討と改善が必要である．
不明	シングルマザーの社会的現実（子どもたちに心配させてしまうなど）と強み（子どもたちと親密な関係を築いているなど）が明らかになった．看護師は，家族への理解を深め，家族が新たな人間関係を築き，新たな家族のストーリーを創造できるよう支援する必要がある．
子育て期	シングルファザーが直面する生活面での問題として「家事」「仕事」などの8カテゴリーが，子育てを通しての親の発達として「親の変化」「子育ての意味」などの4カテゴリーが抽出された．身内からの支援の有無や子どもの性別はシングルファザーの生活や子育てに影響を与えていた．生活に付随する問題に対処する過程でいかに自己効力感を見出していくかが父親の生き方や人間的成長を方向付けていくことが示唆された．
子育て期	知的障害のある子どもをもつ母子家庭の生活課題として，【兄弟と障害児の関係課題】【一人親家庭の育児課題】【障害理解の課題】【施設分離課題】などの10カテゴリーが抽出された．母親は，施設に安心・安全を感じ，依存している傾向があるため，社会に向けて親の背中を後押しするような支援が必要である．
不明	母親56名中，DV被害者は35名（55.4%）であった．CBCLを用いた質問紙調査の結果から，入所理由に関わらず子どもの行動上の心配が多く認められ，入所理由がDVの同伴児童とそれ以外の理由の同伴児童でCBCL得点に差はなかった．面接調査の結果，入所理由に関わらず，約半数の母親は子どもに関する心配事を抱えており，子どもに関する心配を中心に，母親自身の相談へのニーズがあることが分かった．
養育期	ひとり親家族の家族機能として，「母親に集中した多重役割への取り組み」などの11カテゴリーが明らかになった．質問紙調査と面接調査の結果から，「家事や育児などに対する身内の協力」などが家族支援の優先度が高い課題として明らかになった．
不明	プネ（インド）のシングルマザーの問題（心身の健康問題や意思決定力の低さなど）を調査し，その結果に基づいたサポートプログラムをシングルマザーとその子どもに実施した結果，母親のエンパワーメントのレベルが向上し，子どもに対する理解が深まった．

調査法	文献番号 (表1-3対応)	筆頭著者の 職種	対象者（家族）	トピック
比較 調査	21	教育・研究者 (看護)	子育て期のひとり親57名，家族機能の影響要因で属性をマッチングしたふたり親57名	ひとり親家族の 家族機能
比較 調査	26	教育・研究者 (不明)	3～6歳児をもつ保護者（ひとり親161名，ふたり親4,365名）	ひとり親の子育て
横断 調査	32	教育・研究者 (保育・幼児教育)	保育所に通う子どもをもつ母子家庭の母親（83名）	ひとり親のストレス・ ソーシャルサポート
比較 調査	35	教育・研究者 (看護)	母子家庭（158名），一般家庭（187名）	ひとり親のワークファミリーコンフリクト
比較 調査	37	教育・研究者 (看護)	ひとり親家族の母親（53名），ふたり親家族の母親（310名）	ひとり親のソーシャルサポート・ひとり親家族の家族機能
横断 調査	7	医師（小児科・小児外科）	病院で管理している，20歳以下の末期腎不全患者68名，65家族のデータ	子どもの治療法の選択
文献 検討	10	教育・研究者 (看護)	医中誌Webにて検索した，1983年から2006年の原著論文50本	ひとり親家族の研究の動向と課題
横断 調査	11	教育・研究者 (保健・福祉)	母子生活支援施設の利用者（母・子）21家族のデータ	ひとり親家族の自立支援
文献 検討	15	教育・研究者 (看護)	CINAHLとPubmedにて検索した，1995から2007年の質的研究論文11本	ひとり親の子育て
横断 調査	33	教育・研究者 (保健・福祉)	児童相談所で受理した119例のデータ	子ども虐待

質問紙調査 / 既存統計資料調査

家族周期	研究結果
子育て期	家族機能の総得点は，ひとり親家族の方がふたり親家族よりも有意に低かった．分野別にみるとひとり親家族の「家族と家族員との関係」が有意に低下していた．一方で，重視している家族機能は「家族とサブシステムとの関係」であった．
不明	ふたり親家族と比較し，ひとり親家族の家庭教育は休みの日に水族館や博物館に行く頻度が低かった．また，習い事の数が少なく大学に進学させたい割合が低く，子育て満足度が低かった．ひとり親家族は平均子ども数がふたり親家族より低く，20代の母親が多く，幼稚園より保育所に預ける比率や親との同居の割合が高かった．親との同居の有無などの属性により結果が異なり，ひとり親家族の階層化がうかがわれた．
不明	道具的サポートは母子家庭の母親の育児負担感を軽減し，情緒的サポートは育児不安感を軽減していた．また，祖父母からの知覚されたサポートは道具的サポート増加に効果がある一方で，育児不安感を一定程度高めた．
子育て期	母子家庭では，WFC尺度の下位尺度と家族機能の柔軟性に正の有意な相関が認められた．また，WFC尺度の下位尺度得点は柔軟性に影響を与えていた．母子家庭では，家庭生活は仕事からの影響が関与し，家庭において生じた問題・出来事が仕事に影響を与えていることが考えられた．
子育て期	家族機能は「家族と家族員との関係」においてひとり親家族の方が充足度が低かったが，ソーシャルサポートはひとり親家族とふたり親家族で有意差はなかった．ひとり親家族の家族機能へは，ソーシャルサポートのうち身内の評価的サポートが影響していた．
不明	小児腎不全患者の両親の離婚は多いが，離婚家庭でも移植率は低くなかった．小児腎不全患者の家族の身体的・精神的問題は約半数にみられ，両親が揃った家庭でもみられた．
不明	ひとり親家族に関する対象文献は50本と少なかった．筆頭著者は医師が多く，文献内容は離婚が家族に及ぼす影響を議論しているものが多かった．今後は具体的で実行可能な支援策を明らかにすること，問題の発生予防に作用する因子を明らかにする必要がある．
不明	ある母子生活支援施設が独自に作成しているマンスリーシート（支援時間，支援回数を支援の種別に分け，具体的な内容を分類し，月ごとに集計）を分析した結果，入所理由によって利用者に対する支援回数や支援時間に特徴があることが分かった．マンスリーシートは利用者の自立を促すための重要なツールになりうる．
不明	該当する研究論文の関心・目的は，子育てというテーマを中心として，母子相互作用や母親の被虐待経験，その後の家族再生プロセス等であり，研究方法は母親への複数回のインタビューによるものが多かった．当事者の経験から学び，当事者が選んだ方法で課題に取り組むのを支援する姿勢が求められている．今後はひとり親とふたり親の相違だけではなく類似性に気付く研究が必要であろう．
不明	家族類型は母子家族が49例（41.2％）で最多であった．母子家族の特徴は実母によるネグレクトが約6割を占めることである．家族の問題や親子間の葛藤が子どもに向けられることが考えられ，背景には経済的困窮があり，子どもとの安定した生活維持の困難さがあると考えられた．

不安感を軽減する効果があることが報告されていた．一方で，家族機能については，ひとり親家族のほうがふたり親家族より低下していたことや，家族機能の中でも「家族と家族員との関係」に関する家族機能が低下していたが，ひとり親家族が重視していたのは「家族とサブシステムとの関係」に関する家族機能であることが述べられていた．ソーシャルサポートと家族機能の関係については，身内の評価的サポートがひとり親家族の家族機能に影響していることが明らかにされていた．調査法は，ひとり親家族とふたり親家族を比較してひとり親家族の特徴を明らかにした比較調査（4本）が多く，その中には，ひとり親家族とふたり親家族の属性をマッチングしたうえで比較した調査もあった（1本）．測定尺度について，5本のうち1本は自作の質問紙を用いて調査しており，残りの4本は既存の尺度を用いて測定していた．

　既存統計資料調査（5本）のトピックスについて特徴的な点は見当たらなかったが，その他の調査法において多く認められたトピックスと共通するものとして，子ども虐待（1本）があった．研究結果を確認すると，母子家庭の虐待の特徴はネグレクトが6割を占め，虐待の背景には母子家庭の経済的困窮があることが分かった．また，調査結果を踏まえて，虐待が不均衡な力関係のもとに起きていることをとらえていくことが家族支援に必要であることが述べられていた．調査法は，横断調査（3本），文献検討（2本）であった．

　調査法別に筆頭著者の職種について確認したところ，事例調査18本のうち7本は看護師が，7本は医師が筆頭著者であり，これらの職種の実務者により多くの論文が執筆されていた．その他の調査法においては，どの調査法も教育・研究者による研究が最多であった．

第3節　ひとり親家族に関する研究の概要と看護学研究の課題・看護への示唆

　ひとり親家族に関する文献と判断できた文献は，2007年から2014年の8

年間で 37 本あった．本研究と同様の条件（検索語，論文の種類）で，1983 年か
ら 2006 年までの期間を対象にひとり親家族の文献を検討した際は（第 1 章の調
査），対象文献は 24 年間で 50 本のみであったため，これと比較すると文献数
は増えていた．ただし，医中誌 Web の収録数は年々増加しているため，医中
誌 Web の収録数に占める割合は第 1 章の調査と同様の割合であり，低いまま
であった．平成 29 年国民生活基礎調査によると（厚生労働省，2018），児童のい
る世帯のうち「ひとり親と未婚の子のみの世帯」は，本研究検索対象年の 2014
年は 848 千世帯（児童のいる世帯全体に占める割合は 7.4％），2007 年は 844 千世帯
（6.8％）で，ここ数年は大きな変化はないが，過去を遡ると，例えば，1995 年は
580 千世帯（4.3％）であり，約 20 年の間に 1.7 倍に増加している．ひとり親家族
の数が増加し，一定水準を維持している現代社会の状況を鑑みると，ひとり親
家族の家族看護学研究は社会的要請のある研究と言えるため，ひとり親家族の
家族看護学研究の課題を定期的に確認し，その時々の社会情勢などのひとり親
家族を取り巻く環境の変化やそれに伴うひとり親家族の状況を加味して，さら
に継続して，ひとり親家族の研究を行い，研究結果を家族支援に生かす必要が
あると考える．
　調査法はどの年代区分においても事例調査が最多で，事例調査の大半は看護
師もしくは医師が筆頭著者であった．実務者が多いことが，事例調査が多い結
果と関連している可能性が考えられる．第 1 章の調査と比較しても，事例調査
が多い点は共通していた．また，複数の事例調査を分析した結果，どのような
家族周期にどのような課題が出現しやすいか，対象者（家族）の課題に対し，ど
のようなケアや家族支援が行われていたか確認することができた．地域や医
療機関等における，このような研究手法によるひとり親家族の研究は有用であ
り，研究結果を共有することで別の事例に生かすことが求められよう．ただ
し，事例に関する詳細な記述が求められる事例調査にもかかわらず，家族周期
が不明であったり，事例の対象者以外の家族員や家族を取り巻く環境の状況が
分からない事例もあり，このような事例では，情報が不足しているためにケア

や家族支援の根拠となりにくいと考えらえた．家族周期が異なれば，家族の発達区分も異なり，支援目標や目標を達成するための支援内容・方法が異なる．加えて，家族だけではなく家族を取り巻く環境もケアの対象である．したがって，家族周期を明確にすることや，家族員それぞれの情報，家族全体の情報，家族を取り巻く環境の情報とアセスメントの記載が必要であろう．なお，その際には，対象者（家族）への倫理的配慮が求められる．

　先に述べたように，ひとり親家族は離婚により生じた母子世帯が多いことが特徴であるが，面接調査の対象は，離別母子世帯だけではなく，父子世帯や配偶者との死別を体験したひとり親家族，障がい児をもつひとり親家族も対象として研究が行われていることが分かった．なお，面接調査は，面接による聞き取りという方法を用いた質的研究であり，人々が日常生活の中で起こるさまざまな出来事をどのように捉えているか，その人の主観に基づいて明らかにしようとする調査方法である（Pope, Mays, 2001）．したがって，面接調査により明らかになったこれらの結果は，一様ではない，様々な状況にあるひとり親家族の実情を，ひとり親家族の立場に立って理解し，家族支援を実施する上で貴重な研究と言える．第1章の調査では面接調査は2本のみであり，面接調査による研究は始まったばかりと言える．今後，看護の視点から行われるこのような研究手法による知見の蓄積がさらに必要と考えられる．

　複数の調査法の組み合わせは，いずれも質問紙調査と面接調査を組み合わせており，量的研究と質的研究という異なる方法論を組み合わせてデータを補完していた．質的研究では現象を記述して理解することが中心的な目的であり，量的研究では相関関係，因果関係や有効性の検証が目的であるが，目的の異なる2つの方法論を混合することでより深い理解という産物が生まれる（亀井，2016）ことが分かっている．したがって，ひとり親家族に対するより深い理解を導くために混合型研究は有用であると考えられる．

　質問紙調査は，信頼性・妥当性が実証された尺度を用いた質問紙調査が大半であった．信頼性・妥当性のある尺度を用いた研究結果から得られた知見は，

看護を提供する際の科学的根拠になると考えられる．調査法は比較調査が多かった．表 (2011) が，ひとり親の中でも身内との同居の有無などの属性により結果が異なり，ひとり親家族の階層化がうかがわれると述べていたように，ひとり親家族の属性が研究結果に影響を及ぼしている可能性があるため，今後は，アウトカムに影響する要因をマッチングして比較することや，家族構成や家族員の性別とその組み合わせ（例えば，父親と娘の場合と父親と息子から成る家族とでは家族のありようは異なると考えられる）などを加味して分析を行う必要があろう．

　既存統計資料調査の調査方法は，横断調査と文献検討であった．今後は，ひとり親家族に関する知見を集積したり，その結果を分析することと並行して，研究成果を地域や医療機関等に還元することが求められよう．特に，家族看護学研究の課題として，研究成果が臨床看護師によって技術として十分に社会の人々に提供され，還元されているとは言えない（山口，2010）ことが指摘されているため，トランスレーショナル・リサーチ（橋渡し研究）が必要と考えられる．

　ひとり親家族に関する研究のトピックスとして多く挙げられたのは，子ども虐待（5本），ひとり親の疾患管理困難（4本），子どもの不登校（4本），ひとり親家族の生活課題（3本），ひとり親家族の家族機能（3本），ひとり親のソーシャルサポート（2本）であり，子ども虐待，ひとり親の疾患管理困難，子どもの不登校は，ひとり親家族が抱える可能性がある問題と考えられる．「子どものこころの診察所」を受診した子どもをもつひとり親家族の家族背景を検討した山崎ら（2018）は，ひとり親家族はふたり親家族と比較し，子ども虐待，ドメスティックバイオレンス，保護者の精神科受診，保護者の被虐待歴，子どもの要保護歴，子どもの施設入所歴が高いことを明らかにし，子どもが疾患を抱えていても子どもを支えるひとり親が子どものキーパーソン機能を十分に担えなくなっていることを指摘している．したがって，看護師がキーパーソンをひとり親に決めつけることで問題が悪化する可能性が考えられる．

　ひとり親家族に起こりやすい問題を明らかにすることは必要であるが，母子

保健分野における虐待リスクアセスメント項目を検討した辻（2016）は，母子家庭や経済的問題のある家庭は虐待ハイリスクと判定されやすく，これらの家庭はすでにマイノリティとして地域社会から特別視されている可能性が高いことから，問題が明確になることでさらに地域社会の周辺に固定され，母親たちを追い詰める可能性について指摘している．したがって，家族の問題のみに着目するのではなく，家族の強みを見つけ，家族支援に生かすことが重要と考えられる．また，「問題のある家族」ではなく「状況を解決しようと奮闘する家族」と捉え（辻，2016），家族支援を行う必要がある．

　中澤（2012）が子ども虐待の背景には母子家庭の経済的困窮があると述べていたように，ひとり親家族が抱える問題の背景には，経済的問題や家事・育児の困難さなどのひとり親家族の生活課題があるものと考えられる．また，これらの生活課題が生じた背景には，ひとり親家族の家族機能がふたり親家族と比較して低下していたことが考えられる．これらは，仕事に加え，家事・子育て役割も一手に引き受けることによる両立の困難性であることが指摘されており，経済的支援か，ケア（家事・子育て）支援かという一方向的な支援枠組みでは割り切れない複雑さをもつことが指摘されている（浅沼，2018）．したがって，ひとり親家族を支援する際には，生活全般を支援する視点が重要と考えられる．看護師のみでは生活全般の支援は困難であるため，本研究から明らかになったように，他職種，他機関との連携が必須である．加えて，家族機能とソーシャルサポートは関連があり，複数の文献の記載から，身内からの支援が重要であることが分かった．なお，ソーシャルサポートが最も有用な援助として期待されるのは，専門家による援助だけではなく，身近な近親者や近隣の他者による援助である点である（太田，村上，2018）．したがって，家族と家族員との関係のみでなく，身内との関係にも焦点を当てて家族をアセスメントし，家族と身内との関係を調整することもひとり親家族を支援するうえで必要と考えられる．

引用文献

浅沼裕治：父子家庭の父親をとらえる類型化に関する理論的検討：職業的安定度とケア負担度をふまえて，福祉社会開発研究，13：1-8，2018

門間晶子，浅野みどり，野村直樹：シングルマザーの子育てに関する圏内文献レビュー，家族看護学研究，12（3）：153-161，2007

門間晶子，浅野みどり，野村直樹：シングルマザーの子育てに関する質的研究：英語文献レビュー 1995-2007，家族看護学研究，15（1）：58-70，2009

亀井智子：看護における混合研究法の活用：世代間交流看護支援の研究を例に，看護研究，49（1）：16-24，2016

厚生労働省：平成 29 年国民生活基礎調査の概況.
　https://www.mhlw.go.jp/toukei/saikin/hw/k-tyosa/k-tyosa17/dl/10.pdf. 2018（2020 年 12月 31 日）

中澤香織：家族構成の変動と家族関係が子ども虐待へ与える影響：母親の家族内における立場に注目して，厚生の指標，59（5）：20-24, 2012

表真美：ひとり親家族の家庭教育と子育て，京都女子大学発達教育学部紀要，7：1-8，2011

太田仁，村上由衣：母親の家庭・職場環境による子育てストレスの差と保育園・幼稚園への期待，梅花女子大学心理こども学部紀要，8：17-34，2018

Pope, C., Mays, N./ 大滝純司監訳，質的研究実践ガイド：保健・医療サービス向上のために，10-17，医学書院，東京，2001

辻京子：母子保健分野における児童虐待防止活動とリスクアセスメント，四国大学紀要，47：37-50，2016

山口桂子：研究と実践をつなぐもの：家族看護学の有機的な発展をめざして，日本家族看護学会第 17 回学術集会講演集，101-106，2010

山崎知克，青田奈津紀，野村師三，他：子どものこころの診療における「ひとり親家庭」の現状と課題，子どもの心とからだ，27（3）：332-339，2018

第2章　子育て期のひとり親家族の家族機能の特徴

第1節　子育て期のひとり親家族の家族機能に着目する意義

1. 調査の背景・目的

　近年, わが国では, 少子化, 核家族化が定着し, 家族規模が小規模化している. このような家族形態の変化に伴い, 現代家族の家族機能の脆弱化が指摘されている (法橋, 本田, 2010). 加えて, 都市部では, 近所付き合いの割合が低下して, 地域社会における人々の結びつきが弱くなるなど (永谷, 笹木, 村田, 2012), 家族をとりまく環境に変化が認められ, 子育て・子育ち環境も変化していると考えられる.

　家族のライフサイクルの中で子育て期は, 父親と母親がそれぞれの役割を達成し, 家族の絆を深める重要な段階であるが, 危機的な状況が起こりやすいことが指摘されている (中村, 2003). とくに, ひとり親家族では, 必然的に性別役割分業が不可能であり, 子育てと就労という役割をひとりの親が担う場合が多く, 親にかかる負担が過剰になるので, ひとり親家族では家族機能の維持が困難な状況に陥りやすい (佐々木, 2000). 家族機能低下から家族危機を生じる可能性が高いため, 家族支援策を構築する必要があるが, 看護の視点から子育て期のひとり親家族の家族機能を明らかにした研究は少ない.

　第1章で述べたように, ひとり親家族の増加は, 社会病理現象である離婚の増加によるものであり (土屋, 高橋, 池田, 1992), 社会全体で支援しなければならない. 看護師は, 家族支援を行うことで, その一翼を担う必要があると考えられる. 家族を支援する意義は, 低下のリスクのある家族機能を良好な状態に

維持すること，低下した家族機能を良好な状態に導くことにあるため（法橋，本田，2010），看護師が子育て期のひとり親家族を支援するためには，家族の家族機能の特徴を理解することが前提となる．また，第 1 章の結果から，これまでのひとり親家族に関する質問紙調査の大半は独自に開発した質問紙を使用して行われていたことが分かり，今後は，信頼性・妥当性が実証された質問紙を用いて調査を行う必要性が明らかとなった．

　本章では，子育て期のひとり親家族とふたり親家族を対象に実施した質問紙調査をもとに，子育て期のひとり親家族の家族機能を量的に明らかにし，その内容から，家族の家族機能の特徴と必要な家族支援を考察する．

Ⅱ．調査の方法

　ひとり親家族は都市部に居住し（由井，矢野，2000），保育所を利用していることが多い（富田，田辺，1991）ことが明らかにされている．したがって，対象は，都市部の 2 市の保育所を利用する家族（回答者は保育所に通う子どもの親）とし，選定した 2 市の保育所のリストから 38 箇所をランダムに選択し，保育所の運営者宛に本研究の説明文書と質問紙のサンプルを郵送して調査への協力を依頼した．調査への協力・同意が得られた 15 保育所に子どもを通所させているひとり親家族（ひとり親が回答）とふたり親家族（両親が回答），合計 768 家族（父親と母親の数は不詳）を対象とした．

　調査方法は，保育所の希望に応じて決定し，郵送法もしくは留め置き法とした．保育士を通して質問紙（家族エコロジカルモデルにもとづき開発された家族機能尺度である Feetham 家族機能調査日本語版Ⅰ〈以下，FFFS-J とする〉，家族の属性に関する自記式質問紙）を配布し，自宅で回答してもらった．

　FFFS-J は，27 項目で構成される自記式質問紙である．子育て期家族を対象として信頼性と妥当性が確認されており，ひとり親家族に対しても使用可能である（法橋，前田，杉下，2000；法橋，本田，平谷他，2008）．27 項目のうち 25 項目は回答選択肢型質問であり，親子や夫婦関係を測定する "家族と家族員との関

係"(10項目)，知人や身内などのように家族と相互関係の強い人々との関係や活動を測定する"家族とサブシステムとの関係"(8項目)，学校や職場などの居宅外での家族員の活動を測定する"家族と社会との関係"(6項目)の3分野を網羅している（ただし，25項目中1項目はいずれの分野にも属さない）．各項目には，それぞれ「a．現在どの程度ありますか」「b．どの程度あると望ましいですか」「c．あなたにとってどの程度重要ですか」という3つの質問がある．これらに対して，1（ほとんどない）～7（たくさんある）のリッカート・スケールで回答するようになっており，それぞれを現実（a得点），理想（b得点），価値（c得点）とする（それぞれの得点の範囲は1～7点）．さらに，現実の家族機能と理想の家族機能の差異から家族機能充足度得点（d得点＝｜a得点－b得点｜）を算出できる（得点の範囲は0～6点）．d得点は高いほど家族機能の充足度が低いこと，c得点は高いほど重要度が高いことを示す．d得点とc得点がともに高い項目は，家族機能が充足しておらずかつ重要視している項目であり，家族支援の優先度が高いと判断できる．残りの2項目は自由回答型質問で，「現在の生活において最も困っていること」と「現在の生活において最も助けになること」からなる．

　本調査では，各項目のd得点とc得点に加えて，分野別の項目平均得点（各分野のd得点もしくはc得点の合計をその分野の項目数で割った値），全項目（25項目）の項目平均得点（全項目のd得点もしくはc得点の合計をその項目数で割った値）を統計解析に供した（得点の範囲は，d得点に関しては1～7点，c得点に関しては0～6点）．質問紙の全項目が無記入の場合，子育て期に該当しない家族の場合は，無効回答として解析から除外した．また，家族機能への影響因子として，病気をもつ家族員の有無，家族周期，性別が明らかにされているため（平谷，法橋，2008；Chung, 1990; 松谷, 2002)，これらの影響因子について，ひとり親家族とふたり親家族を1対1対応でペアマッチングしたうえで分析した．

　統計解析は，Windowsパソコン上の統計解析ソフトウェアSPSS15.0（エス・ピー・エス・エス株式会社）を使用し，有意水準は5%とした．対応のない2群の比較にはMann-Whitney U検定を行い，対応のある2群の比較にはWilcoxon

符号順位検定を用いた．分割表の検定には，Pearson の χ^2 検定または Fisher の正確検定を行った．3 群以上の比較では Friedman 検定を行い，有意差が認められた場合には Scheffe の対比較にて多重比較を行った．

　FFFS-J の自由回答型質問への回答は，Berelson の内容分析（平谷，法橋，2010）を用いてカテゴリーを抽出し，カテゴリーに分類された記録単位数を算出した．内容分析は，2 名の研究者で行った．分析結果の真実性（野口，2008）を確認するために，別の 1 名の研究者が内容分析を行い，Scott の一致率（Scott, 1955）を算出した．

　調査は，所属大学の倫理委員会の承認を得たうえで実施した．対象者には，研究の目的と方法，匿名性の保持，回答を拒否したり，参加を辞退する権利の保障について書面で説明し，同意が得られた場合のみ質問紙に回答・返却してもらった．質問紙はすべて無記名とし，個人が特定できないように配慮した．

第 2 節　子育て期のひとり親家族の家族機能
── アンケートの結果から ──

　378 家族から質問紙の返却があり，家族数でみた回収率は 49.2% であった．その内訳は，ひとり親家族は 57 名（8.6%）（父親 4 名，母親 53 名），ふたり親家族は 587 名（88.8%）（父親 271 名，母親 316 名），配偶者の有無が不明な者は 17 名（2.6%）であった．本調査では，ひとり親家族 57 名の有効回答，これらの各家族と家族機能の影響因子でマッチングしたふたり親家族 57 名の有効回答を解析対象とした．

　ひとり親家族とふたり親家族の基本属性は表 2-1 に示した．回答者の年齢，職業，子どもの数，第 1 子の年齢，家族形態では，ひとり親家族とふたり親家族の間で統計学的に有意な差は認められなかった．ふたり親家族よりもひとり親家族のほうが，学歴では中学もしくは高校卒業の割合が高く，世帯年収は少なく，同居家族の人数が少なく，妊娠先行型結婚をした者が多く，稼働人数が少

表 2-1 回答者の基本属性

項目		ひとり親家族（N=57）	ふたり親家族（N=57）
		人数（%）	人数（%）
性別	男性	4 (7.0)	4 (7.0)
	女性	53 (93.0)	53 (93.0)
家族形態	核家族	44 (78.6)	43 (78.2)
	拡大家族	12 (21.4)	12 (21.8)
家族周期	養育期	43 (75.4)	43 (75.4)
	教育期	14 (24.6)	14 (24.6)
病気をもつ家族員	あり	15 (26.3)	15 (26.3)
	なし	42 (73.7)	42 (73.7)
職業の有無	有職	53 (96.4)	53 (94.6)
	無職	2 (3.6)	3 (5.4)
学歴 *	中学もしくは高校卒業	29 (50.9)	20 (35.7)
	専門学校卒業以上	28 (49.1)	36 (64.3)
第1子妊娠前後の婚姻状況 ***	妊娠後に婚姻	20 (35.1)	15 (26.3)
	婚姻後に妊娠	26 (45.6)	42 (73.7)
	未婚	11 (19.3)	
ひとり親になった理由	離婚	43 (75.4)	
	未婚の母	10 (17.5)	
	病死	4 (7.0)	
婚姻経験	あり	45 (81.8)	
	なし	10 (18.2)	

	平均	標準偏差	範囲	平均	標準偏差	範囲
年齢（歳）	32.8	5.3	23 to 43	33.3	4.9	23 to 49
同居家族の人数（名）***	2.7	0.9	2 to 6	3.9	1.3	3 to 8
子どもの数（名）	1.4	0.6	1 to 3	1.5	0.6	1 to 3
第1子の年齢（歳）	5.1	2.6	1 to 13	4.5	2.6	0 to 11
稼働人数（名）***	1.2	0.5	0 to 3	2.2	0.6	1 to 4
世帯年収（万円）***	333.3	252.8	70 to 1200	508.3	337.6	200 to 2000
婚姻期間（月）	51.4	40.4	6 to 186			
ひとり親になった時期（月前）	36.9	27.1	2 to 144			

*p < .05, **p < .01, ***p < .001 (Pearson's chi-square test, Mann-Whitney U test).

なかった（これらすべてに有意差が認められた）．なお，ひとり親家族について，婚姻していた期間は平均 51.4 ヶ月，ひとり親になった理由は 75.4% が離婚で最多であり，ひとり親になった時期は調査時点から平均 36.9 ヶ月前であった．

　ひとり親家族とふたり親家族別に，25 項目の d 得点と c 得点を表 2-2 に示した．d 得点をひとり親家族とふたり親家族の間で比較すると，10 項目に有意差が認められた．この内，「 3．配偶者と過ごす時間」「 4．配偶者に関心事や心配事を相談すること」「 7．育児や家事などに対する配偶者の協力」「 21．配偶者からの精神的サポート」「 22．日課（家事）が邪魔されること」「 23．配偶者の日課（家事）が邪魔されること」「 24．結婚生活に対する満足感」「 25．性生活に対する満足感」の 8 項目は，ひとり親家族のほうがふたり親家族よりも有意に高得点であった（家族機能が低下していた）．c 得点をひとり親家族とふたり親家族の間で比較すると，「 3．配偶者と過ごす時間」「 4．配偶者に関心事や心配事を相談すること」「 7．育児や家事などに対する配偶者の協力」「 14．配偶者との意見の対立」「 18．配偶者が仕事（家事）を休むこと」「 21．配偶者からの精神的サポート」「 24．結婚生活に対する満足感」の 7 項目は，ふたり親家族のほうがひとり親家族よりも有意に高得点であった（重要視していた）．この 7 項目は，すべて配偶者に関する項目であった．

　分野別の項目平均 d 得点，全項目の項目平均 d 得点，分野別の項目平均 c 得点，全項目の項目平均 c 得点を表 2-3 に示した．3 分野別にひとり親家族とふたり親家族の間で比較すると，“家族と家族員との関係”の項目平均 d 得点はひとり親家族のほうが有意に高く（家族機能が低下しており），“家族と家族員との関係”の項目平均 c 得点はふたり親家族のほうが有意に高かった（重要視していた）．全 25 項目の総得点をひとり親家族とふたり親家族の間で比較すると，全項目の項目平均 d 得点はひとり親家族のほうが有意に高く（家族機能が低下しており），全項目の項目平均 c 得点はふたり親家族のほうが有意に高かった（重要視していた）．

　ひとり親家族とふたり親家族の「現在の生活において最も困っていること」

表 2-2　25 項目別にみた家族機能得点と重要度得点のひとり親家族とふたり親家族の比較

項目番号	回答選択肢型質問の内容（分野）	d 得点 平均±標準偏差	c 得点 平均±標準偏差
1	知人に関心事や心配事を相談すること（Ⅱ）	0.9 ± 1.2 0.8 ± 1.1	4.6 ± 1.9 4.7 ± 1.5
2	身内に関心事や心配事を相談すること（Ⅱ）	0.8 ± 1.0 0.6 ± 0.9	5.0 ± 1.7 5.4 ± 1.5
3	配偶者と過ごす時間（Ⅰ）	2.5 ± 2.1 ⌐** 1.4 ± 1.6 ⌐	3.6 ± 2.2 ⌐*** 5.5 ± 1.3 ⌐
4	配偶者に関心事や心配事を相談すること（Ⅰ）	2.5 ± 2.0 ⌐*** 0.7 ± 1.1 ⌐	3.4 ± 2.2 ⌐*** 5.7 ± 1.4 ⌐
5	近所の人と過ごす時間	1.4 ± 1.3 1.4 ± 1.2	3.0 ± 1.5 3.1 ± 1.3
6	余暇や娯楽の時間（Ⅰ）	1.8 ± 1.6 2.0 ± 1.8	5.0 ± 1.6 5.0 ± 1.3
7	育児や家事などに対する配偶者の協力（Ⅰ）	2.5 ± 2.0 ⌐** 1.5 ± 1.5 ⌐	3.7 ± 2.2 ⌐*** 5.7 ± 1.5 ⌐
8	育児や家事などに対する身内の協力（Ⅱ）	1.1 ± 1.2 1.0 ± 1.2	5.3 ± 1.8 5.0 ± 1.8
9	医療機関にかかったり，健康相談を受けること（Ⅱ）	1.1 ± 1.5 0.9 ± 1.4	4.0 ± 2.1 4.5 ± 1.7
10	育児や家事などに対する知人の協力（Ⅱ）	0.8 ± 1.1 0.6 ± 0.9	3.2 ± 1.9 2.5 ± 1.6
11	子どもに関する心配事（Ⅱ）	1.6 ± 1.6 1.3 ± 1.4	5.0 ± 2.1 4.9 ± 1.9
12	子どもと過ごす時間（Ⅰ）	1.8 ± 1.6 1.5 ± 1.6	6.0 ± 1.2 6.2 ± 1.0
13	子どもが保育所・幼稚園・学校を休むこと（Ⅲ）	0.6 ± 0.8 0.4 ± 0.9	4.6 ± 2.3 4.4 ± 2.1
14	配偶者との意見の対立（Ⅰ）	0.7 ± 1.0 ⌐** 1.2 ± 1.3 ⌐	2.4 ± 1.8 ⌐*** 4.5 ± 1.9 ⌐
15	体調が悪いこと（Ⅲ）	1.6 ± 1.9 1.8 ± 2.0	4.6 ± 2.5 4.8 ± 2.2
16	家事をする時間（Ⅰ）	1.7 ± 1.6 1.7 ± 1.7	5.1 ± 1.4 5.6 ± 1.5
17	仕事（家事）を休むこと（Ⅲ）	1.0 ± 1.5 1.1 ± 1.3	5.1 ± 2.0 5.0 ± 1.9
18	配偶者が仕事（家事）を休むこと（Ⅲ）	0.6 ± 1.0 ⌐* 0.9 ± 1.2 ⌐	2.8 ± 2.1 ⌐*** 5.0 ± 1.9 ⌐
19	知人からの精神的サポート（Ⅱ）	0.9 ± 1.4 0.6 ± 0.9	4.3 ± 2.0 4.4 ± 2.1

20	身内からの精神的サポート（Ⅱ）	1.2 ± 1.7		5.2 ± 1.8	
		0.6 ± 1.0		5.1 ± 1.9	
21	配偶者からの精神的サポート（Ⅰ）	2.8 ± 2.4	***	3.6 ± 2.3	***
		1.2 ± 1.6		5.9 ± 1.4	
22	日課（家事）が邪魔されること（Ⅲ）	1.8 ± 1.9	*	4.4 ± 2.0	
		1.1 ± 1.3		4.1 ± 2.0	
23	配偶者の日課（家事）が邪魔されること（Ⅲ）	0.8 ± 1.3	*	2.7 ± 1.8	
		0.4 ± 0.9		3.2 ± 2.0	
24	結婚生活に対する満足感（Ⅰ）	3.0 ± 2.0	***	3.7 ± 2.0	***
		1.4 ± 1.5		5.8 ± 1.3	
25	性生活に対する満足感（Ⅰ）	2.3 ± 1.8	***	3.1 ± 1.7	
		1.0 ± 1.3		4.0 ± 1.9	

上段：ひとり親家族 (N=57), 下段：ふたり親家族 (N=57)

*p < .05, **p < .01, ***p < .001 (Wilcoxon signed-rank test)

Ⅰ：家族と家族員との関係，Ⅱ：家族とサブシステムとの関係，Ⅲ：家族と社会との関係

表 2-3　分野別と全項目の各得点におけるひとり親家族とふたり親家族の比較

分野または項目	項目平均 d 得点 平均 ± 標準偏差		項目平均 c 得点 平均 ± 標準偏差	
家族と家族員との関係（10 項目）	2.15 ± 1.18	**	3.97 ± 1.31	***
	1.37 ± 0.88		5.37 ± 0.87	
家族とサブシステムとの関係（8 項目）	1.05 ± 0.76		4.57 ± 1.17	
	0.80 ± 0.56		4.56 ± 1.01	
家族と社会との関係（6 項目）	1.05 ± 0.74		4.04 ± 1.42	
	0.94 ± 0.73		4.43 ± 1.45	
全項目（25 項目）	1.50 ± 0.71	**	4.14 ± 1.03	***
	1.08 ± 0.62		4.79 ± 0.80	

上段：ひとり親家族 (N=57), 下段：ふたり親家族 (N=57)

**p < .01, ***p < .001 (Wilcoxon signed-rank test)

表 2-4 「現在の生活において最も困っていること」と「現在の生活において最も助けになること」の上位 5 カテゴリー

現在の生活において最も困っていること			
ひとり親家族（N=35, 記録単位数 = 68, pi=78.9）			
順位	カテゴリー	記録単位数	%
1	時間が足りない	10	14.7
2	経済的問題	8	11.8
3	家族の将来に対する不安	7	10.3
3	子どもの養育	7	10.3
3	住居に関する問題	7	10.3
ふたり親家族（N=34, 記録単位数 = 56, pi=94.1）			
順位	カテゴリー	記録単位数	%
1	時間が足りない	9	16.1
2	配偶者の家族との関係	7	12.5
3	特になし	5	8.9
3	夫に関する悩み	5	8.9
3	精神的な余裕がない	5	8.9

現在の生活において最も助けになること			
ひとり親家族（N=44, 記録単位数 = 76, pi=93.4）			
順位	カテゴリー	記録単位数	%
1	身内の存在・協力	22	28.9
2	子どもの存在・笑顔	18	23.8
3	友人・知人の存在・協力	15	19.7
4	社会資源（保育所など）の利用	7	9.2
5	彼氏の存在・協力	3	3.9
ふたり親家族（N=34, 記録単位数 = 58, pi=78.3）			
順位	カテゴリー	記録単位数	%
1	配偶者の存在・協力	18	31.0
2	身内の存在・協力	14	24.1
3	子どもの存在・笑顔	12	20.7
4	友人・知人との会話・相談	4	6.9
5	家族の存在・支え	3	5.2

Berelson's content analysis
pi ＝スコットの一致率

と「現在の生活において最も助けになること」の上位5カテゴリーを表2-4に
示した．ひとり親家族では，最も困っていることとして「時間が足りない」
「経済的問題」などが，最も助けになることとして「身内の存在・協力」「子ど
もの存在・笑顔」などがあげられていた．

第3節　子育て期のひとり親家族への家族支援

Ⅰ．本調査対象のひとり親家族の特徴

　本調査対象のひとり親家族は，離婚によりひとり親になった割合が75.4%
で，妊娠先行型結婚をした割合がふたり親家族よりも有意に高く，婚姻期間
は平均51.4ヶ月と短いという特徴があった．妊娠先行型結婚をした家族で
は，家族の経済活動，夫婦間での役割分担や信頼の構築において，家族機能が
脆弱になりやすく，離婚に至りやすいことが指摘されている（法橋, 本田, 平谷,
2008）．したがって，本調査対象のひとり親家族は，妊娠先行型結婚をしたカッ
プルが短期間で離婚に至ったケースが多いと推測できる．

　母子家庭の最大の問題は貧困であることが指摘されているように（帆足,
1997），本研究のひとり親家族の世帯年収はふたり親家族よりも有意に少な
かった．稼動人数をみると，ひとり親家族ではふたり親家族よりも有意に少な
かったので，これがその理由のひとつと考えられる．また，教育年数はひとり
親のほうがふたり親よりも有意に短く，学齢と年収には関連があるため（厚生
労働省, 2019），これも理由のひとつと考えられる．FFFS-Jの「現在の生活にお
いて最も困っていること」に対する回答においても，ひとり親家族では経済的
問題が上位にあがっていた．家族の経済機能はヘルスケア機能に影響をおよ
ぼす（Friedman, 2003）ことを考慮すると，看護職者は経済観念をもって業務に携
わり，家族をアセスメントする際には経済機能もアセスメントし，ソーシャル
ワーカーなどの多職種と連携して家族を支援する必要があろう．

Ⅱ．ひとり親家族の家族機能と家族支援

FFFS-J の家族機能の総得点をみると，ひとり親家族のほうがふたり親家族よりも家族機能が有意に低下していたので，ひとり親家族の家族機能を向上する支援の必要性が明確になったと考えられる．とくに，ひとり親家族の“家族と家族員との関係”の家族機能を向上する支援の必要性が高い．“家族と家族員との関係”は親子や夫婦関係を測定しているので（法橋，前田，杉下，2000；法橋，本田，平谷他，2008），ひとり親家族では夫婦関係が充足されないために“家族と家族員との関係”の家族機能が低下していたものと考えられる．

25 項目別の家族機能得点をみると，8 項目の家族機能がふたり親家族よりもひとり親家族のほうが有意に低く，そのうち 7 項目は配偶者に関係する内容であるという特徴があった．離婚を経験し，未成年の子どもがいる母親への面接調査では（家計経済研究所，1999），母親が再婚に対して消極的ではないこと，再婚や恋愛関係の中で良いパートナーをみつけたい気持ちをもつことが明らかにされている．本研究のひとり親家族は，ひとり親になって平均 36.9 ヶ月が経過しており，結婚生活に対するネガティブな感情が薄らいでいる可能性や配偶者の役割を必要としている可能性が考えられる．FFFS-J では，現実の家族機能と理想の家族機能の差異から家族機能充足度得点を算出するため，配偶者の役割を必要としているにもかかわらず配偶者の役割が未充足になっている，すなわち，現実と理想が一致していないので，配偶者に関係する家族機能が低くなったと考えられる．

配偶者が不在であることから低下しやすいと考えられる具体的な家族機能は，FFFS-J の「現在の生活において最も困っていること」に対するひとり親家族に特有の回答より，家族の住居を含む経済機能，養育機能であることが明らかになった．また，経済機能や養育機能が低下しやすいために家族の将来に対する不安を抱きやすいことが考えられる．加えて，ひとり親家族の相談のニーズが高い（伊志嶺，2004）ことを考慮すると，多職種と連携して，社会資源に関する情報提供や住宅問題の解決を行うことで生活の維持・向上に資する必要性

や，育児相談や家庭訪問を充実させることが支援策として考えられる．

　3分野別の重要度得点をみると，ふたり親家族のほうがひとり親家族よりも"家族と家族員との関係"に有意に高い価値を置いていた．配偶者が存在しないひとり親家族では，配偶者からの協力が得られないので，ふたり親家族と比較し"家族と家族員との関係"に価値を置いていないと考えられる．25項目別の重要度得点をみると，7項目でひとり親家族よりもふたり親家族のほうが有意に高い価値を置いており，7項目すべてが配偶者に関係する内容であった．これは，FFFS-Jの自由回答型質問の「現在の生活において最も助けになること」に対する回答とも一致しており，ふたり親家族では配偶者の存在・協力をあげている．一方で，ひとり親家族は身内や子どもに関する内容をあげており，家族機能の遂行に身内からの支援が重要な役割を果たしていることが考えられる．シングルマザーの子育てに関する国外文献を検討した門真 (2009) は，シングルマザーが抱える慢性的な疲労や多重役割とその葛藤を生活背景との関連から理解すること，コミュニティを基盤として身近に暮らす人々と家族を繋ぎ，相互作用を促進することの重要性を示唆している．これらより，ひとり親家族を支援するためには，ひとり親家族の家族機能の特徴を理解し，生活の視点から，身内など家族を取り囲む身近な人々との関係性に焦点をあてて家族をアセスメントし，相互作用を促すことで家族機能の向上に資することが求められよう．

引用文献

Chung, Y.S.: Analysis of factors affecting family function, Kanho Hakhoe Chi, 20 (1): 5-15, 1990

Friedman, M.M., Bowden, V.R., Jones, E.G.: Structural-functional theory, Family nursing: Research, theory, and practice, 89-102, Prentice Hall, Upper Saddle River, 2003

平谷優子, 法橋尚宏：子育て期のひとり親家族の家族機能　ソーシャルサポートが家族機能に及ぼす影響に焦点を当てて, 家族看護学研究, 14 (2)：130, 2008

平谷優子, 法橋尚宏：内容分析, 法橋尚宏編集, 新しい家族看護学：理論・実践・研究, 391-395, メヂカルフレンド社, 東京, 2010

帆足英一：単身家庭の子ども, ペリネイタルケア, 16 (9)：833-837, 1997

法橋尚宏, 本田順子：家族機能論, 法橋尚宏編集, 新しい家族看護学：理論・実践・研究, 38-45, メヂカルフレンド社, 東京, 2010

法橋尚宏, 本田順子, 平谷優子：妊娠先行型結婚をした養育期家族の家族機能, 保健の科学, 50 (1)：38-41, 2008

法橋尚宏, 本田順子, 平谷優子, 他：家族機能のアセスメント法：FFFS 日本語版Ⅰの手引き, EDITEX, 東京, 2008

法橋尚宏, 前田美穂, 杉下知子：FFFS（Feetham 家族機能調査）日本語版Ⅰの開発とその有効性の検討, 家族看護学研究, 6 (1)：2-10, 2000

伊志嶺美津子：変貌する家族のニーズに合わせた支援：共働き・ひとり親・再婚・単身赴任, 児童心理, 58 (17)：1647-1652, 2004

門間晶子, 浅野みどり, 野村直樹：シングルマザーの子育てに関する質的研究；英語文献レビュー 1995-2007, 家族看護学研究, 15 (1)：58-70, 2009

家計経済研究所編集：ワンペアレント・ファミリー（離別母子世帯）に関する 6 カ国調査, 大蔵省印刷局, 東京, 1999

厚生労働省：令和元年賃金構造基本統計調査の概況. https://www.mhlw.go.jp/toukei/itiran/roudou/chingin/kouzou/z2019/dl/14.pdf. 2019 （2021 年 1 月 17 日）

松谷美和子：慢性疾患入院児の母親の役割ストレス, 家族機能およびソーシャルサポートに関する研究, 東京大学学位論文（報告番号：甲第 17404 号）, 2002

永谷智恵, 笹木葉子, 村田亜紀子：母子保健相談員からみた現代家族の育児様相, 北海道文

教大学研究紀要，36：93-102，2012

中村由美子：子どもをもつ家族への Family Dynamics Measure Ⅱ（FDM Ⅱ）日本語版の検討，青森県立保健大学雑誌，5（1）：69-74，2003

野口美和子監訳：真実性と質を確保すること，ナースのための質的研究入門，246-261，医学書院，東京，2008

佐々木典子：家族の概念，杉下知子編集，家族看護学入門，2-15，メヂカルフレンド社，東京，2000

Scott, W.A.: Reliability of content analysis: The case of nominal scale coding, Public Opinion Quarterly, 19 (3): 321-325, 1955

富田恵子，田辺敦子：ひとり親家庭の現状，（田辺敦子，富田恵子，萩原康生編集），ひとり親家庭の子どもたち：その実態とソーシャル・サポート・ネットワークを求めて，1-49，川島書店，東京，1991

土屋伸子，高橋彰久，池田由子：両親の離婚が児童の集団内での行動に及ぼす心理学的影響，日大医学雑誌，51（1）：97-104，1992

由井義通，矢野桂司：東京都におけるひとり親世帯の住宅問題，地理科学，55（2）：77-98，2000

第3章

離婚を経験したひとり親家族の家族機能のありよう

第1節　ひとり親家族の家族機能を質的に明らかにする意義

Ⅰ. 調査の背景・目的

　多くの場合，子育て期のひとり親家族は，経済的な問題，親子の相互作用，スティグマ，社会的孤立，精神的ストレス，健康に関連した課題，役割の変化に関する多くの困難と多重役割を抱えていることが明らかにされている (Friedman, Bowden, Jones, 2003; McGrath, Yeung, Bedi, 2002; Yang, 2008)．別の調査では，ひとり親家族の母親はふたり親家族の母親よりも QOL が低いことが報告されている (Landero Hernández, Estrada Aranda, González Ramírez, 2009)．日本のひとり親家族も例外ではなく，ひとり親家族では，子育てと就労という二重役割をひとりの親が担うことが多く，子育て，収入，住居などの生活面でさまざまな困難に直面することが指摘されている (新保, 2003)．特に，乳幼児の子育てに多くの時間を費やす養育期では，ひとり親にかかる負担が過剰になる可能性が考えられる．また，第1章で述べたように，ひとり親家族に関する先行研究では，主として離婚が教育期家族におよぼす心理・社会的な影響が検討されており，教育期になって問題を呈する前の養育期の段階で，予防的介入を行う必要性が示唆されている．

　ひとり親家族の家族機能については，第2章の，ひとり親家族とふたり親家族を対象に実施した質問紙調査の結果から，ひとり親家族のほうがふたり親家族よりも家族機能が低下していることが明らかになった．しかし，ひとり親家族がどのように家族機能を遂行しているのか，その実情については浮き彫りになってい

ない．対象理解は看護の基本であり，看護の視点から家族を支援するためには，家族の側の認識に立って家族の体験を理解するよう努める必要がある．

　本章では，養育期のひとり親家族を対象に実施した半構成面接調査をもとに，養育期のひとり親家族の家族機能のありようを質的に明らかにし，その意味と必要な家族支援を考察する．

II．調査の方法

　対象を得るために，面接調査が実施可能なA県にある２市役所から紹介してもらった母子生活支援施設７施設の運営・管理者に説明文書を送付し，研究の趣旨や内容などを説明して本研究への協力を依頼した．また，同じ２市内の保育所一覧からランダムに保育所38箇所を選択し，同様の方法で依頼した．その後，本研究への協力・同意が得られた母子生活支援施設２箇所と保育所13箇所を利用している家族に書面で研究の目的と方法を説明して，研究への参加を募った．倫理的配慮として，参加者には，匿名性の保持，回答を拒否したり同意を撤回できる権利の保障について口頭および書面で説明し，書面による同意を得た．

　同意を得た参加者には，インタビューガイドを用いて１時間程度の半構成面接を実施し，家族機能をどのように遂行しているか語ってもらった．なお，インタビューガイドは，家族エコロジカルモデル（Bronfenbrenner, 1979；Roberts, Feetham, 1982）に基づき，家族と家族員との関係，家族とサブシステム（友人・知人，身内，近所の人など）との関係，家族と社会との関係に焦点をあて作成した．例えば，「家事や子育てを行うにあたり，周囲のどのような人から支援があり，どのように役立ちましたか？」「体調不良などの理由により，食事の準備など，いつも行っていることができないときはどのように対処しますか？」などの質問を行った．その内容は参加者の承諾を得て録音し，逐語録を作成してデータとした．データを繰り返し読み，文意を認識し理解した上で，参加者により語られた家族機能に関する箇所に注目し，その内容を表すラベルを附してコード

化した．内容の類似性と差異性に着目してコードを分類し，共通した内容を
サブカテゴリーおよびカテゴリーとして抽象度を高めた．分析の真実性 (Beck,
1993) を高めるために，同意が得られ連絡可能な参加者に分析結果を送付して
点検してもらい，問題がないことを確認した．すべての分析は2名の家族看護
学研究者で行い，6名の家族看護学研究者で内容を討議・検討した．

第2節　離婚を経験したひとり親家族の家族機能
── インタビューの結果から ──

　ひとり親家族10家族の母親の協力が得られ (A, B, C, D, E, F, G, H, I, J
さんとした)，基本属性は表3-1に示した．全員が離婚によりひとり親になった
シングルマザーであった．10名中8名の母親は，妊娠先行型結婚後に離婚を経
験していた．面接調査の所要時間は，1家族につき 60.0 ± 14.7分 (範囲は30分
から75分) であった．
　面接調査の結果から，家族機能のありようとして，11カテゴリー，25サブカ

表3-1　参加者の基本属性

	年齢（歳）	第一子の年齢（歳）	妊娠前後の婚姻状況	離婚時期	家族形態	住居形態
Aさん	37	2	妊娠先行型結婚	2年前	拡大家族	賃貸住宅
Bさん	33	4	妊娠先行型結婚	2年前	拡大家族	賃貸住宅
Cさん	27	5	妊娠先行型結婚	4年前	拡大家族	持ち家
Dさん	32	3	妊娠先行型結婚	5ヶ月前	核家族	母子生活支援施設
Eさん	35	6	妊娠先行型結婚	3ヶ月前	核家族	母子生活支援施設
Fさん	28	4	妊娠先行型結婚	1年1ヶ月前	核家族	母子生活支援施設
Gさん	34	5	妊娠先行型結婚	4年3ヶ月前	核家族	賃貸住宅
Hさん	32	5	結婚後妊娠	8ヶ月前	核家族	母子生活支援施設
Iさん	31	5	妊娠先行型結婚	5年前	核家族	賃貸住宅
Jさん	31	4	結婚後妊娠	1年前	核家族	賃貸住宅

N=10

テゴリーが抽出された（表3-2）．以下では，【　】内にカテゴリー，〈　〉内にサブ
カテゴリー，「　」内に対象者の言葉を示す．

表3-2　離婚を経験したひとり親家族の家族機能のありよう

カテゴリー	サブカテゴリー
母親に集中した多重役割との取り組み	父親役割兼任による母親役割の多重化，身内の家族役割代行による家族ニーズの充足，育児機能遂行のための周辺支援の取り入れ
母親の意思決定による家族の舵取り	母親のペースによる拡大した家族役割の展開，母親中心の家族の構造化と意思決定
家族員同士と重要他者との精神的支え合い	健全な親子関係の再構築，身内・友人への悩み事の相談と解決，重要他者としての身内・友人との絆の再確認
社会資源の活用と節約による経済的基盤の維持	住居費の節約による家計支出の軽減，社会資源を活用した生活費の補完
平和で安寧な家庭生活の実現	家族員が安全で安心できる家庭環境の形成，家族員のストレス低下に伴う暮らしの安定
家族の自立を見据えた将来への自助努力	自立心の増長と自立を見据えた家庭設計，家族を扶養するための職業の選択と自助努力，将来の不安と期待が錯綜する中での奮闘
伝統的な家族観との直面	父親不在による子どもへの潜在的な罪責感の保有，社会的スティグマとの遭遇と試練の受け止め
希薄化した地域住民とのつながり	多忙な日課により減少した近隣住民との交流，表面的な関係に留めた隣近所との付き合い
やむを得ず減少した家族の団欒	余裕がない子連れでのレジャー活動，短縮せざるを得ない家族との共有時間
夫役割の喪失による性生活の途絶と抑止	パートナー不在による性生活の途絶，異性との交際や性行動のコントロール
セルフケア不足によるヘルスケア基盤の脆弱化	経済的理由による医療機関の受診抑制，疲労の蓄積と病識不足に関連した健康問題の惹起

N–10

I.【母親に集中した多重役割との取り組み】

　このカテゴリーは，母親が，身内の協力や周辺支援を取り入れながら，多重役割を遂行している様子を示していた．このカテゴリーは3サブカテゴリーで構成された．

〈父親役割兼任による母親役割の多重化〉

母親は，ひとりで育児，家事，就業している場合は仕事に加え，母親役割だけではなく父親役割も果たしており，多重役割に取り組んでいた．

　　Eさん「仕事もそうだし，子どももそうだし，ダブルですね．常に寄ってくるから．抱っこ，抱っこって．真ん中（の子ども）もやしね．ご飯もまともに作れない状況で，足に絡み付いてきたりとか．お風呂掃除したらお風呂に入ってくるから，あっち行けとかいいながら．（中略）それこそね，仕事，毎日，行ったら，たまにはコンビニのお弁当とか買いたいなっていう時もあるんですけど，ハンバーガーとか．他の世帯の方は買ってるかもしれないんですけど，うちはキュウキュウなんで，そんな余裕がないんで，全部1から作らなあかんから．だから，めっちゃ，時間かかるんですよね」

〈身内の家族役割代行による家族ニーズの充足〉

母親ひとりで，家族にとって必要な役割の全てを遂行することは困難であり，身内から支援が得られる場合は，身内に母親の役割の一部を代行してもらっており，身内からの協力は不可欠であると認識していた．

　　Aさん「家族ではないけれども，でも，身内という存在の人が二人いまして．（中略）まあ，親戚って言っても，すごく遠いわけなんですが，その二人が大変協力してくれます．（中略）（身内からの協力は）なくてはね，本当に活動できない」

〈育児機能遂行のための周辺支援の取り入れ〉

子育てには保育所の利用や，必要に応じて，保育サポーターなどの活用が重要で，家族の身近にある社会資源を取り入れていた．ただし，夜間や休日，子どもが病気のときに，廉価で気軽に，安心して子どもを預けられる社会資源が少ない状況にあった．

　　Aさん「その，良かったことといえば，こんな言い方は卑怯かも分かりませんけども，保育園に入所する際に，優先度がやっぱりすごく高かった．それこそ，

　○○保育園なんて，入所待ちがすごく多いですが，私の場合，△△市に転入して
きて，すぐに入れてもらえましたから．だからこそ，今，こうやってお会いする
こともできますし，就職活動に専念することもできます．だから，そういった意
味で，もしも，母子家庭でなければ，まず（子どもが保育園に）入れなかったから，
それは，ありがたく思ってますね」

Ⅱ.【母親の意思決定による家族の舵取り】

　このカテゴリーは，母親が采配を振るうことにより，家族がまとまっている
様子を示していた．このカテゴリーは２サブカテゴリーで構成された．

〈母親のペースよる拡大した家族役割の展開〉

　母親は，拡大した役割を，時には手抜きをするなど，母親のペースで調整し
ながら行っていた．

　　Fさん「でも，離婚する前の方がもっと（家族役割に対する満足度は）悪かった
　かもしれない．今の方が，ちょっと，精神的に，まあ，しんどいことはしんどい
　ですけど．ただね，子どもとふたりなんで，やっぱり自分でこうね，手抜きって
　いうか，ある程度こう，これでいいかっていう，ちょっと手抜きできるところは
　できるし，精神的な面も落ち着いてきてはいるので」

〈母親中心の家族の構造化と意思決定〉

　離婚により家庭内の勢力構造が変化し，母親を中心として家族がまとまり，
家族に関する意思決定が行われていた．

　　Cさん「（ひとり親になって良かったのは）主人中心の生活をさせられていたの
　が，子ども中心にできるようになったっていうこと」

Ⅲ.【家族員同士と重要他者との精神的支え合い】

　このカテゴリーは，離婚により危機的な状況を脱した家族が，家族員同士の
関係を構築しなおすとともに，身内・友人との関係にも変化が生じ，家族に

とっての重要性を認識しなおし，離婚前よりもよい関係の中で支え合っている
様子を示していた．このカテゴリーは3サブカテゴリーで構成された．

〈健全な親子関係の再構築〉

離婚により母親の精神的ストレスは軽減しており，子どもへの接し方や気持
ちに変化が生じ，親子関係の再構築が行われていた．

　　Fさん「子どものことを，イライラすることもあるんですけど，何か，ちょっ
　　と，一息ついてっていうか，怒ることもあるんですけど，すごい前以上に可愛い
　　なって思えるようになった」

〈身内・友人への悩み事の相談と解決〉

母親は，日常生活の中で生じる様々な問題や子どもに関する心配事は，身内
や友人に相談し，助言を得ることで悩みの解決や軽減ができるように対応して
いた．

　　Cさん「何か，問題があったりしたら，自分はこう対応したいんだけど，どう
　　思うって感じで（両親に聞くと），こう言ったほうがいいんじゃないみたいな形
　　で，相談っていうか，話し合いっていうか．それでまあ，子どもに対して躾けて
　　いこうって感じで，結構，相談には（乗ってくれる）．まだ，同年代があんまり子
　　どもを生んでいる人とかがいないので．逆に，保育園のお母さんとか，すごく年
　　が離れてたりとかするんで，うん」

〈重要他者としての身内・友人との絆の再確認〉

母親は，離婚後に，相談に乗ってくれたり，自分を理解し，支えてくれる身
内・友人の存在の重要性を改めて認識し，絆を再確認していた．

　　Bさん「メール友達とか，会ってはないんですけれどもねえ，いろいろ，直接的
　　な相談はしないですけれども，やっぱり（友人が）いるっていうことで大分違いま
　　すねー．自分のことを分かってくれる人がおるっていうのは，うん，重要かな」

Ⅳ.【社会資源の活用と節約による経済的基盤の維持】

　このカテゴリーは，住居費を含めた支出の軽減やひとり親家族が利用できる社会資源を活用することで経済的基盤を維持している様子を示していた．このカテゴリーは2サブカテゴリーで構成された．

〈住居費の節約による家計支出の軽減〉

　家族は離婚後に住居の問題に直面していたが，実家に戻ったり，無料もしくは廉価で利用できる母子生活支援施設に入所したり，県営住宅の申し込みをするなど，住居費を極力，抑えることで家計支出の軽減を図っていた．

　　Dさん「離婚して，えっと，だから，（元夫が）お金もいれてくれないから，（しばらく賃貸物件を借りていたが）家の家賃も払えなくて，何ヶ月か溜まって，出て行ってくれって言われて．（元）旦那もそれ，知ってたんですけど，まあ，向こうは何する気もない，お金も用意できないと．（中略）で，どうしようと思って，友達に相談して，で，ちょっとだけおいてほしいって，家に．で，その間にちょっと施設，探すからって言って．去年の9月には家出て，そこから友達のとこ，一週間くらい世話になって，ほんで，○○（地名）の区役所に相談しに行ったんです．こうこうで，私，帰るところがないと．実家もこういう状況です，言うたら，△△（地名）の方に空きはないけど，臨時で入れるところ（母子生活支援施設）はあるからそこ行ってくださいって言われて．で，妹の旦那に荷物運んでもらって．私ら，服だけとか，持っていってってたから．そこから△△（地名）も，本当は，2週間限定って言われたけど，2週間後にまた，（そこから）出ないといけない言うたら，また，家（が）ないじゃないですか．その間に□□（地名）（にある母子生活支援施設を）探してくれはったんです」

〈社会資源を活用した生活費の補完〉

　家族は，児童手当や児童扶養手当などの社会資源や制度を活用し，生活費を補完して，家族の生活を支えるための経済的基盤を維持していた．

　　Hさん「（児童扶養手当などの諸手当や医療費助成制度が）役に立ってますよ．そ

れがあるからこそ，私も病院に行けたし，生活費も少し賄えてますし」

V．【平和で安寧な家庭生活の実現】

このカテゴリーは，離婚により元夫がいなくなったことに伴い，家族にとっての家庭環境が改善し，ストレスも低下して，離婚前と比較し，平和で安寧な生活を送っている様子を示していた．このカテゴリーは2サブカテゴリーで構成された．

〈家族員が安全で安心できる家庭環境の形成〉

家族は，離婚により夫を排斥したことで，家庭内暴力がなくなったり，経済的な不安が軽減するなど，安全で安心できる家庭環境を実現させていた．

> Bさん「（離婚した現在と比較し）結婚してるときは，やっぱり不安が大きかったんで．ちょっと，その，環境自体も，あんまり良くない環境やったんで．もちろん，喧嘩もしょっちゅうしてましたし，で，経済的なことで不安になるようなことが一杯あったんで」

〈家族員のストレス低下に伴う暮らしの安定〉

離婚により，緊迫した家庭内の状況から解放され，家族員の精神的・身体的なストレスが低下したことで，家族は，安定した暮らしが送れるようになっていた．

> Cさん「（元夫から子どもへの言葉の暴力は）ありました．その声っていうので，未だに，ちょっと，びくびくしてはいるみたいなんですけど．（中略）やっぱり，ちょっと，（元夫の）怒鳴り声だったり，精神的ストレスはあったみたいで，（子どもに）チックが出たりとかはあったんですけど，今は，もう，まったく（ない）」

VI．【家族の自立を見据えた将来への自助努力】

このカテゴリーは，離婚後は実家や施設に身を寄せた家族が，生活の安定とともに，実家や施設に頼らない生活について考え始め，それを実現する努力を

しながら日々の生活に奮闘している様子を示していた．このカテゴリーは３サブカテゴリーで構成された．

〈自立心の増長と自立を見据えた家庭設計〉

　母親は，親や施設に頼った生活に感謝しつつも，施設の規則が厳しいことに対する不自由さや，今後，予想される両親の介護や死などに備える必要性を感じていた．また，離婚から時間が経つにつれ，自立したい気持ちが増し，家族の将来について考えて自立に向けて歩みはじめた家族も存在した．

　　Ｇさん「やっぱり，（親とずっと）一緒やったらね，線がないんやね．もう，全
　部，頼ってしまうんやけど，離れてると，ある程度は，自分で頑張って，ここは
　頼もうとか，ここは自分でするとかいうのができるんやけどね．また，私がし
　んどそうなのを見たら，気（を）きかして，してくれるんやろうけども，それに
　甘えてしまうから．離れとったら見えへんから，向こうは．まあ，自分の生活も
　あるしって感じで．うーん，（親と一緒に）住んでる方が楽なんやけど，まあね，
　みんな（自分と同じ立場のひとり親），出ていくんかなー．まあ，でも，頼らない
　と生活はできないんやけどね．（中略）もしも（両親が）亡くなったときに，こん
　な頼りっぱなしやったら，急に亡くなって生活できんかったら困るから，まあ，
　ちょっと自立して，できることだけでもしようっていうのもあって（実家を）出
　たのもあるんですけど．（身内に）たくさん相談するのですが，頼りすぎてはい
　けないと思っています．心配かけたくないし」

〈家族を扶養するための職業の選択と自助努力〉

　母親は，離婚後の，変化したライフスタイルに適した仕事を探したり，資格を取得するなどの努力を重ねていた．

　　Ｈさん「私ね，病院で仕事してたんですよ．調理師してたんですけど，（働く
　ことができる）病院ね，ないんですよ．（製菓衛生師の免許をもっているが）お菓子
　はね，給料安いですしね．でね，私，実はね，看護師を目指してるんです．（中
　略）やっぱ，ひとり親でしょう？　仕事もしたいし，専門職もほしいし．看護

師って，しんどい仕事って分かるんですけど，（免許を）とれば長くできる仕事
じゃないですか？　そういう仕事を身につける必要があるなあと思って．調
理師もそうなんかもしれんけど．でも，何か，ちょっとした魅力があるんです
よね」

〈将来の不安と期待が錯綜する中での奮闘〉
　母親の，ひとり親家族であることや，ひとりで家族を支えることに対する
思いに関する語りから，家族の将来への不安と期待を抱きながらも，母親が，
日々，奮闘している姿が明らかになった．
　　Eさん「（離婚しないほうが良かったということは）ないですよ．これからの希望
　　に向けて！これから（いいことが）あると信じてるんで」

Ⅶ.【伝統的な家族観との直面】
　このカテゴリーは，離婚をしたことや，子どもの父親がいないこと，ひとり
親家族となったことに対し，母親が，子どもに対して罪責感を抱いたり，周囲
からの心無い言動に傷つくなど，伝統的な家族観と直面している様子を示して
いた．このカテゴリーは2サブカテゴリーで構成された．
〈父親不在による子どもへの潜在的な罪責感の保有〉
　母親は，父親不在に対する子どもの反応を気にかけており，子どもへの罪責
感を抱いていた．
　　Dさん「やっぱり，その父親がいて……．私，自分も母子家庭で育って，（子ど
　　もには）同じ思いをさせたくないっていうのはあったけど，同じ思いをさせてし
　　まったし，（子どもが）未だに，まだ，ちょっと，パパとか言うこともあるので」

〈社会的スティグマとの遭遇と試練の受け止め〉
　離婚率が上昇し，家族形態が多様化している今日でも，伝統的な家族観をも
つひとは少なからず存在し，母親は，心無い言葉に傷つくなど，偏見に遭遇す

る経験をしていた.

　Gさん「相手にもよるんやろうとは思いますけど, 結婚した相手（元夫）と一緒にいるくらいだったら, ひとり親の方が楽かなっていうのはあるけど, で, まあ, 今, 結構, ひとり親も増えてきてるから, そんなにこう, 世間的に何か言われたりとかも少ないけど, やっぱり, 自分が実際なってみたら, まだまだ, その, 世間の目とか, 親戚からの言葉とかで傷ついたりとかもあった. 困るって言うか, 自分はいいわって思ってても, （自分の）親が, 何かこう, あそこの娘さんは離婚したとか言われて, 嫌な思いしたとか, そういう, （親に）迷惑かけたな（と）いうのは, 心苦しいっていうことはあるけどね」

Ⅷ. 【希薄化した地域住民とのつながり】

　このカテゴリーは, ひとり親は役割が多重で多忙であることや, 家庭内の事情を話すことに抵抗がある家族も多いことから, 近所に住む人とのつながりが希薄化している様子を示していた. このカテゴリーは2サブカテゴリーで構成された.

〈多忙な日課により減少した近隣住民との交流〉

　母親は, 仕事と育児・家事などをこなさなければならず多忙であり, 近隣住民との交流は少ない状況にあった.

　Fさん「（母子生活支援施設の人同士は）みんな時間が合わないんですね, 仕事終わって帰ってくる時間とか. たまに, みんなで行く, イベントとかあったりしたりするんですけど, みんな, ほとんど, 挨拶する程度なんで. あんまり, 話することとかないんですよ」

〈表面的な関係に留めた隣近所との付き合い〉

　母親は, 家庭内の事情を話すことに抵抗があり, 隣近所とは, 表面的な付き合いに留めていた.

　Hさん「自分の過去をね, だから, 過ちを犯したことを掘り起こすっていうん

ですかね．（母子生活支援施設の入居者同士で話をして）嫌な思い出を呼び起こして喋るっていうのが嫌」

IX.【やむを得ず減少した家族の団欒】

このカテゴリーは，時間的なゆとりのなさや経済的な理由により，やむを得ず，家族との余暇活動や共有時間が減少している様子を示していた．このカテゴリーは2サブカテゴリーで構成された．

〈余裕がない子連れでのレジャー活動〉

子どもの数が多い場合や子どもの月齢が低い場合は，母親ひとりでは，子連れで出かけること自体が困難であった．また，レジャーを楽しむ時間や経済的なゆとりがなく，家族で過ごす余暇活動は制限されていた．

　Eさん「子どもたち，（旅行に）連れて行けないから，自分やったら．（母子生活支援施設で開催されるバス旅行などの行事に対して子どもは）喜んでますね」

〈短縮せざるを得ない家族との共有時間〉

母親の仕事の都合により子どもを保育所に長時間預けなければならず，また，保育所の休みに合わせて仕事を休むことが困難で，家族の共有時間は短縮せざるを得ない状況にあった．

　Gさん「やっぱり，朝7時半くらいに預けて，帰りも早くて6時で，遅かったら7時ギリギリなんで．まあ，休みはね，ずっと一緒にいるんですけど．でも，一緒におるからいうて，何かしてあげるわけでもないんやけどね，そんなに．逆に，自分が経済的に楽やったり，専業主婦やったとしても，どっか，パートに出るなりしてると思うから．ただ，ここまで，朝7時から（夜）7時っていうほど（保育所に子どもを）預けることはないんやろうなーと思うんやけどね」

X.【夫役割の喪失による性生活の途絶と抑止】

このカテゴリーは，パートナーが不在で性生活が途絶えていることに加え，

離婚した経験や子どもへの影響を考慮し，恋愛行動や性行動を抑制している様子を示していた．このカテゴリーは2サブカテゴリーで構成された．

〈パートナー不在による性生活の途絶〉

離婚に伴い，母親は，元夫とは性的な関係はなく，パートナーも不在な場合は，性生活は途絶していた．

> Hさん「今は（パートナーが）いないから（性生活が）ない．（性生活が）あったらあったでいいけど，なかったらなかったで全然いい」

〈異性との交際や性行動のコントロール〉

過去の結婚を失敗と捉えている母親も存在し，失敗を繰り返したくない思いを抱えていた．また，子どもを含めた恋愛関係の構築が難しく，異性との交際が子どもに及ぼす影響を考慮して，異性との交際や性行動をコントロールしていた．

> Hさん「私は，もう，2回目の結婚はしませんし，絶対，男の人とも付き合わないですし．自分が一回失敗してるから，二度の失敗はしたくないんですよ．それはもう，絶対ないっていうふうに決めてるんですよ．子どもの見本にもなりますし．結局，一番のプレッシャーは，子どもがどういうふうな結婚ができるかだし，自分の幸せを考えてるよりも，結婚だけが幸せじゃないですし，男と遊ぶとかね，それこそ，そんな，自分の事で満足するんじゃなくて，子どもの事で満足したいですし，今はね．だから，結婚も絶対しないですし，他の男と遊ぶことも絶対しないし，これはもう，自分で決めてるんですよ」

XI.【セルフケア不足によるヘルスケア基盤の脆弱化】

このカテゴリーは，経済的理由により医療機関への受診を抑制したり，症状が出現していても病識が不足しており，必要な対処行動をとらないことから，家庭内のヘルスケア基盤が脆弱化している様子を示していた．このカテゴリーは2サブカテゴリーで構成された．

〈経済的理由による医療機関の受診抑制〉

　ひとり親家庭や子どもが活用可能な医療費助成制度を使用すれば，医療費は免除，もしくは減額されるが，母親が常勤以外の勤務形態で働いている場合は，有給が取得できず，働けない時間の賃金が減ること，病院までの交通費と受診にお金がかかること，仕事を休みにくい職場環境であることなどから，医療機関への受診が必要な状況でも受診抑制をしているケースもあった．

　　Fさん「何ていうか，（病院に）行った方がいいかなっていうので，病院はあんまり行かなかったりするんで，気になるのもあるんですけど．（中略）（受診しないのは）どっちかというと金銭的な面の方が大きい」

〈疲労の蓄積と病識不足に関連した健康問題の惹起〉

　母親は，多忙な生活を送る中で疲労が蓄積していた．また，病識不足の場合もあり，血尿や眩暈，頭痛，不整脈，低血圧などの症状が出現していても，受診などの必要な対処行動がとれておらず，健康問題のリスクが潜んでいた．

　　Eさん「体調，悪いことは時々ありますね．まあ，でも，別にね，（頭痛とか眩暈は）風邪からきてるんやろうとは思うんですけど．まあ，一時，血尿みたいなんも出てたし，いろいろあったりはするんですけどね．まあ，でも，それが普通かなーみたいな」

第3節　離婚を経験したひとり親家族への家族支援

　離婚を経験した養育期のひとり親家族の母親は，離婚前と比較しながら家族機能の現状を語っていた．妊娠先行型結婚をした母親が多かったが，このような家族では新婚期と養育期の家族の発達課題を同時に達成しなければならないので危機的移行を経験し，良好な家族機能の維持が困難になりやすい（法橋，本田，平谷，2008）．妊娠先行型結婚の増加は，離婚によるひとり親家族の増加につながる可能性が考えられる．

　ひとり親家族の母親は，夫が遂行していた役割を担い，過重な負担がかかっている現状が明らかとなった．身内・友人は母親にとっての重要他者としての存在意義が認められたので，ひとり親家族の家族機能の遂行において，この人的支援が不可欠であると考えられる．ただし，身内・友人から支援が得られる家族ばかりではなく，母親の負担を軽減する工夫が必要と考えられる．例えば，家事家電の充実（家計経済研究所，1999）や中食の利用により家事負担を軽減する工夫，育児や家事を代行する公的支援の充実（新保，2003），有給休暇の取得促進や充分な所得保障をともなう育児・看護・介護休暇の改善と拡充（増淵，2003）などが考えられる．また，ひとり親家族になって健全な親子の結びつきが可能になった反面，近隣住民とは希薄な関係にあるので，周辺支援の充実を図る必要があろう．ひとり親は育児において孤立感や閉塞感を抱えている可能性があり（門間，浅野，野村，2007），幼児の社会生活能力はふたり親家族よりもひとり親家族のほうが低いことが明らかにされているので（高，郷間，秋葉他，2002），とくに養育機能への支援が課題となろう．

　離婚を経験した母親は，夫を排斥したことで，平和で安寧な家庭生活を実現させており，保護機能が向上したと考えられる．しかし，母親の疲労が蓄積しており，経済的理由で医療機関への受診を抑制することもあり，ヘルスケア基盤の脆弱化が認められた．ひとり親家族の母親本人の悩みの一つとして健康があげられ（厚生労働省，2017a），健康感と治癒率が低いこと（池田，鈴木，矢花他，1988），自己の健康管理がおろそかになっていることが指摘されており（福田，古川，2006），家族のヘルスケア機能の向上が課題となろう．また，仕事の都合や経済的理由，月齢の低い子どもや複数の子どもをひとりで連れて外出することの困難などから，家族の共有時間や家族団欒の時間が減少しており，娯楽・休息機能の低下が危惧される．そのため，母親が時間的な余裕を見出せるように支援し（増淵，2003），余暇活動を拡大する必要がある．

　全国ひとり親世帯等調査（厚生労働省，2017a）によると，平成27年の母子世帯の平均年間収入は348万円であり，同じ年の児童のいる世帯の平均所得金額

(707万6千円)（厚生労働省, 2017b）と比較して低く，困っていることの第1位に家計があがっている（厚生労働省, 2017a）．さらに，母親の雇用形態はパート・アルバイト等の割合が43.8％と高いことから（厚生労働省, 2017a），収入が不安定であるといえる．そこで，母親は児童手当や児童扶養手当などの社会資源を活用したり，母子生活支援施設への入所や実家に戻ることで住居費を節約し，経済機能を維持していた．母子生活支援施設は，母子の保護に加え自立支援の機能も担っており，他国に類をみない母子一体型の生活施設であるが（横山, 2007），施設数は減少しており，実際に施設を利用した母子世帯数も，平成28年度調査では3,288世帯と10年間で804世帯減少している（全国社会福祉協議会・全国母子生活支援施設協議会, 2017）．ひとり親家族の自立支援のためにも，社会資源の拡充と周知，住宅事情の改善が必須であろう．

　ひとり親家族では，配偶者の不在に伴い，家族の固有機能（大橋, 1990）の一つとされる性的機能が欠落する．離婚を経験し，未成年者をもつ母親への面接調査では（家計経済研究所, 1999），再婚に対して決して消極的ではなく，パートナーを見つけたい気持ちをもつことが報告されている．また，本研究の参加者は30代前半の母親が多かったが，同年代のひとり親の母親では，離婚後5年以内に約3割が再婚している（厚生労働省, 2017c）．本研究の母親が異性との交際をコントロールしていたのは，離婚後間もない母親が多く，結婚に対してネガティブな感情が残存していたからかも知れない．

　母親は，両親育児規範（家計経済研究所, 1999）から子どもに対して罪責感を覚え，社会の中で伝統的な家族観と直面していた．一方で，離婚をすることで危機的状況から脱出し，母親の意思決定により，平和で安寧な家庭生活を実現し，仕事に活かせる資格を取得するなど自立への努力をしていた．家族の将来に対する不安と期待を抱きながらも自立に向けて歩き始めていたことは家族機能を維持するための強みになると考えられ，家族の強みを生かした支援策の構築が求められよう．

引用文献

Beck, C.T.: Qualitative research: The evaluation of its credibility, fittingness, and auditability, Western Journal of Nursing Research, 15 (2): 263-266, 1993

Bronfenbrenner U.: The ecology of human development, experiments by nature and design, Harverd University Press, Cambridge, MA, 1979

Friedman, M.M., Bowden, V.R., Jones, E.G.: Family nursing: Research, theory, and practice (5th edn), Prentice Hall, Upper Saddle River, NJ., 2003

福田晃子，古川照美：シングルマザーの健康の変化とその要因，母性衛生，47（3）：267，2006

高健，郷間英世，秋葉繁晴，他：母子家庭における幼児の社会生活能力と母親の養育態度：一般家庭との比較を通しての検討，小児保健研究，61（1）：73-81，2002

法橋尚宏，本田順子，平谷優子：妊娠先行型結婚をした養育期家族の家族機能，保健の科学，50（1）：38-41，2008

池田由子，鈴木悦子，矢花芙美子，他：婚姻の破綻が児童に及ぼす影響について：児童精神衛生の立場から，こころの健康，3（2）：71-79，1988

門間晶子，浅野みどり，野村直樹：シングルマザーの子育てに関する国内文献レビュー，家族看護学研究，12（3）：153-161，2007

家計経済研究所編集：ワンペアレント・ファミリー（離別母子世帯）に関する6カ国調査，大蔵省印刷局，東京，1999

厚生労働省：平成28年度全国ひとり親世帯等調査結果報告．
https://www.mhlw.go.jp/file/06-Seisakujouhou-11920000-Kodomokateikyoku/0000190327.pdf. 2017a（2020年12月30日）

厚生労働省：平成28年国民生活基礎調査の概況．
https://www.mhlw.go.jp/toukei/saikin/hw/k-tyosa/k-tyosa16/dl/16.pdf. 2017b（2021年2月14日）

厚生労働省：平成28年度人口動態統計特殊報告「婚姻に関する統計」の概況．
https://www.mhlw.go.jp/toukei/saikin/hw/jinkou/tokusyu/konin16/dl/houdou.pdf. 2017c（2021年2月14日）

Landero Hernández, R., Estrada Aranda, B., González Ramírez, M.T.: Depression and quality of life for women in single-parent and nuclear families, Spanish Journal of Psychology, 12: 171–183, 2009

増淵千保美：ひとり親家庭の生活保障と社会福祉の役割・課題：母子世帯の所得保障の側面から，佛教大学大学院紀要，31：315-331，2003

McGrath, C., Yeung, C.Y., Bedi, R.: Are single mothers in Britain failing to monitor their oral health?, Postgraduate Medical Journal, 78: 229-232, 2002

大橋薫：現代家族構造と機能：家族の歴史的変遷と21世紀の家族像，社会福祉研究，49：20-26，1990

Roberts, C.S., Feetham, S.L.: Assessing family functioning across three areas of relationships, Nursing Research, 31 (4): 231-235, 1982

新保幸男：ひとり親家庭の生活現状と課題，月刊福祉，86（10）：12-15，2003

Yang, L.L.: The life stories of motherhood among divorced women in Taiwan, The Journal of Nursing Research, 16: 220-230, 2008

横山登志子：母子生活支援施設における2つの実践課題：先行研究の概観から，ソーシャルワーク研究，33（2）：110-117，2007

全国社会福祉協議会・全国母子生活支援施設協議会：平成28年度全国母子生活支援施設実態調査報告書，社会福祉法人 全国社会福祉協議会・全国母子生活支援施設協議会，東京，2017

第4章　特別支援学校に通う障がい児をもつ
ひとり親家族の家族機能のありよう

第1節　障がい児を育てるひとり親家族に着目する意義

Ⅰ. 調査の背景・目的

　本書の第1章ではひとり親家族に関する先行研究について，第2章ではひと
り親家族の家族機能の特徴について，第3章ではひとり親家族の家族機能のあ
りようについて述べてきた．第3章の結果から，ひとり親家族では，ひとりの
親が工夫しながら多重役割を担っていることが分かったが，医療的ケアなどの
特別なケアが必要な，障がいをもつ子どもを育てるひとり親家族では，更に多
くの役割をひとり親が担うことが考えられ，支援の優先度は高いと考えられ
る．そこで，本章では，障がいをもつ子どもが通う学校である，特別支援学校
にフィールドを移し議論を展開することとする．

　1994年のサマランカ宣言以降，「インクルーシブ教育」は世界の教育政策の
中心的な課題となっており，日本でもインクルーシブ教育推進を掲げている
が，人的・物的な環境整備等は十分に行われていない（韓，小原，矢野他，2013）．
このような状況の中で，障がいがある子どもだけが特別支援学校に通い，学ぶ
教育は，インクルーシブ教育とは対照的な「分離教育」であるとも考えられる
が，特別支援学校を選択する子どもと家族は少なくないのが現状である．

　特別支援学校における医療的ケアへの対応については，医療安全の確保や保
護者の負担軽減などの観点から検討が行われている．2004年には，文部科学省
の通達により，特別支援学校においては看護師が常駐することにより，日常的
に行われる軽微な医療行為を教員が行うことが可能となった．その後，特別支

援学校において全国的な看護師配置が進んでいる（山田，津島，2010）．加えて，「介護サービスの基盤強化のための介護保険法等の一部を改正する法律」による「社会福祉士及び介護福祉士法の一部改正」に伴い，2012年から一定の研修を受けた介護職員などは一定の条件のもとにたんの吸引などの医療的ケアができるようになったことを受け，特別支援学校の教員がたんの吸引や経管栄養を制度上，実施できるようになった．2021年9月には，「医療的ケア児及びその家族に対する支援に関する法律（医療的ケア児支援法）」が施行された．

　これまで以上に学校における子どもの受け入れ体制と子どもの健康・安全の確保が求められる中で，看護職者は教員と連携しながら子どもが安心して学校に通えるように支援する必要がある．ただし，看護職者は，障がいをもつ子ども（以下，障がい児とする）に医療的ケアなどのケアを提供するだけでは不十分である．看護職者は，障がい児を含む家族をケアの対象として捉え，家族機能の維持・向上に貢献することで家族を支援する必要がある．本章では，特別支援学校に通う障がい児をもつひとり親家族を対象に実施した半構成面接調査をもとに，このような家族の家族機能のありようを質的に明らかにし，その意味と必要な家族支援を考察する．

II．調査の方法

　対象を得るために，面接調査が実施可能なA県にある特別支援学校のリストから38校を選定した．教育委員会を通して，もしくは学校長に直接，説明文書を送付して研究の趣旨や内容を説明し本研究への協力を依頼した．その結果，7校から協力が得られたため，7校に通う障がい児をもつ家族に書面で研究の目的と方法を説明して参加を募った．倫理的配慮として，所属大学の倫理委員会の承認を得たうえで調査を実施し，参加者には，匿名性の保持，回答を拒否したり同意を撤回できる権利の保障について口頭および書面で説明し，書面による同意を得た．

　同意を得た参加者には，インタビューガイドを用いて1時間程度の半構成

面接を実施し，家族機能をどのように遂行しているか語ってもらった．なお，インタビューガイドは，家族エコロジカルモデル (Bronfenbrenner, 1979 ; Roberts, Feetham, 1982) に基づき，家族と家族員との関係，家族とサブシステム（友人・知人，身内，近所の人など）との関係，家族と社会との関係に焦点をあて作成した．例えば，「障がいをもつ子どもを育てるために，どのような役割を担っていますか？　その際，周囲のどのような人から支援があり，どのように役立ちましたか？」などの質問を行った．その内容は参加者の承諾を得て録音し，逐語録を作成してデータとした．データは質的帰納的内容分析 (Elo, Kyngäs, 2008) の手法を用いて 2 名の研究者で分析した．すなわち，データを繰り返し読み，文章の意味を十分に理解したうえで，研究対象者により語られた家族機能に関する箇所に着目した．この内容に関する語りを分析対象とし，読みながらメモや見出しを書きコード化した．コードは，コーディングシートに集め，類似性と差異性に着目してグループ化し，サブカテゴリー，カテゴリーとして抽象度を高めた．

第 2 節　特別支援学校に通う障がい児をもつひとり親家族の家族機能
── インタビューの結果から ──

　ひとり親家族 10 家族の母親の協力が得られ (A, B, C, D, E, F, G, H, I, J さんとした)，基本属性は表 4-1 に示した．10 家族のうち 2 家族は肢体不自由特別支援学校に通う障がい児（以下，肢体不自由児とする）をもつ家族であり，残りの 8 家族は知的障害特別支援学校に通う障がい児（以下，知的障がい児とする）をもつ家族であった．10 家族中 2 家族の母親はうつ病を患っており，10 家族中 2 家族の特別支援学校に通う障がい児のきょうだいは発達障害があった．面接調査の所要時間は，1 家族につき 100.1 ± 27.3 分（範囲は 62 分から 145 分）であった．
　面接調査の結果から，家族機能のありようとして，9 カテゴリー，23 サブカ

表 4-1　研究参加者の基本属性

	年齢（歳）	参加者	第一子の年齢（歳）	障がい児の障害	家族形態	疾患・障害のある家族員
A さん	40	母親	16	脳性麻痺	核家族	なし
B さん	45	母親	11	レット症候群	核家族	なし
C さん	42	母親	10	重度の知的障害	核家族	母親：貧血　きょうだい：LD[a]
D さん	41	母親	17	知的障害　自閉症	核家族	なし
E さん	43	母親	17	発達遅滞	核家族	なし
F さん	36	母親	12	自閉傾向	拡大家族	母親：うつ病　祖母：肺高血圧症
G さん	43	母親	18	知的障害	核家族	なし
H さん	42	母親	12	広範性発達障害	核家族	母親：腎炎
I さん	40	母親	12	自閉症	核家族	母親：うつ病　きょうだい：ADHD[b]
J さん	38	母親	15	知的障害　自閉症	拡大家族	祖母：認知症

N=10,　a. LD=learning disorder（学習障害），b. ADHD=attention deficit hyperactivity disorder（注意欠陥・多動性障害）

テゴリーが抽出された（表4-2）．以下では，【　】内にカテゴリー，〈　〉内にサブカテゴリー，「　」内に対象者の言葉を示す．

1.【母親に集中した家族役割とその調整】

　このカテゴリーは，母親が障がい児のケアを含む，多くの家族役割に対処していることと，そうであるからこそ家族役割を調整し折り合いをつけている様子を示していた．このカテゴリーは3サブカテゴリーで構成された．

　〈障がい児に必要なケアへの対処〉

　知的障がい児をもつ家族の場合は，母親は，障がい児のセルフケアが不足し

表 4-2　特別支援学校に通う障がい児をもつひとり親家族の家族機能のありよう

カテゴリー	サブカテゴリー
母親に集中した家族役割とその調整	障がい児に必要なケアへの対処，母親に集中した多重役割の遂行，母親の意思決定による家族役割の調整
障がい児とともに生活しやすい家庭環境の形成	家族員同士の助け合い，障がい児の未来を見据えた母親の関わり，障がい児に適した環境の実現
身近な支援と社会資源の取り入れによる家族ニーズの充足	重要他者とピアからの支援の取り入れ，公的手当の利用による経済的基盤の維持，家族役割遂行に不可欠な人的資源の活用
障がい児の障害に関連した心配	障がい児に対する特有の悩み，きょうだいへの影響に対する心配，家族の将来に関する気がかり
障害への偏見に対する受け止め	地域社会に存在する障害に対する偏見との対峙，障害に対する周囲の理解の促進
家族の共有時間のやむを得ない短縮	障がい児の障害によるレジャー活動の制限，母親の多忙による余暇確保の困難
ヘルスケア基盤の維持への努力	減少している医療機関とのつながりの維持，家族員の健康問題の保有と健康維持への配慮
特別支援学校の選択と活用	障がい児らしく生活できる学校選び，療育の継続に欠かせない教員との調整，障がい児が学校にいる間の時間の有効活用
障がい児とともに歩んできた家族力の強化	障がい児がいる家族であることの前向きな受け止め，困難を乗り越えてきた家族の絆の強化

N=10

ている部分を補ったり，障がい児に適した関わり方で接するなどの特有のケアを行っており，肢体不自由児をもつ家族の場合は，介護や吸引などの医療的ケアを行っていた．

　Hさん「まぁ，子どもを産むと決めたのは自分なんですけど，まさか，こんなに手がかかる子が産まれると思ってはなかったので．あの，既存の幼稚園とか保育園とか，そういう健常者のサービスを使っていけば，あの，仕事も乗り切れると思っていたし，ひとり親でもクリアできると思っていたんですけど．まぁ，ちょっと，結構，大変なんですけど．（中略）やっぱり，役所は，親が育てるものだっていうような……．特に，親ひとりでは育てられないと思うんですよね．うーん，あの，介助の量とか，そういうのが大変なので．で，いつまでたっても

2，3歳児のままなので，育てるほうのモチベーションも続かないというか．健常児だったら，その，2，3歳児の大変な時期って2，3年なんだけど，この子は12年ずっとそういう状況できてて」

〈母親に集中した多重役割の遂行〉

　母親は，障がい児の世話やケアだけでなく，障がい児のきょうだいの世話や学校行事，家事，仕事，親の介護などの多重な役割を遂行していた．

　　Aさん「えっと，きょうだいも多くて，今，（障がい児のきょうだいが通っている）小学校の本部役員の方を（引き受けている）．今年，来年も，もう決まってるんですけども．で，その前までは，○○（障がい児が通っている特別支援学校）の役員（をしていた）．○○は，あの，保護者が少ないので，よく当たるんですけど，順番いう形で．小学校の方は，今まで△△（障がい児）がいるのでお断りしてたんですけども，ちょっと，やってください言うことで，2年．そこはもう2年，あの，継続いう形で，初めから決まってて．で，そっちの方はもう忙しくて．でも，△△の訓練とかもあるしで．あの，放課後とかも病院に行ったりもあるので」

〈母親の意思決定による家族役割の調整〉

　多重な家族役割のすべてを完璧には遂行できないため，母親の意思で家族役割を調整していた．

　　Aさん「もう，しんどい時は，もう，電話して（注文して）ご飯を食べれたり．何か，もう，お惣菜買っていうのが（いい）．やっぱり，昔（離婚前）はねえ，家にいるのに，何で作らへんのやっていう（ことを夫から言われていた）．そこからが，また，ケンカになるほどで（笑）．はい，今，すごい楽です，はい」

II．【障がい児とともに生活しやすい家庭環境の形成】

　このカテゴリーは，母親が家族の協力を得ながら，障がい児の将来の生活を視野に入れて，障がい児とともに生活しやすい家庭環境を形成してきた様子を

示していた．このカテゴリーは 3 サブカテゴリーで構成された．

〈家族員同士の助け合い〉

　家族は，ひとりで多くの役割を遂行する母親の大変さを理解するからこそ，相互に助け合いながら一致団結して生活していた．

　　C さん「うん，（子どもが）しっかりしてきたし，前はね，すぐ泣いてたんですけど，最近，泣かなくなったんで．まあね，離婚して，いろいろあって，（子どもが）すごい助けてくれたりとか，うーん，してるので．心なしか，ちょっと，しっかりせないかんなって思ってくれてるのか．だから，私が倒れて病気になった時は，あの，下の子（障がい児），（食事は）カップラーメンなんですよ．カップラーメンだけど，お湯を注ぐだけだけども，2 人でね，あの，（障がい児のきょうだいが）弟の分も作ってね，箸も出して，お前食えよとか言って，横でね，（そうやって）してくれたりとかすると，やっぱり助かるし，私が，お風呂，入れなかったりとかすると，（障がい児を）お風呂（に）入れてくれたりとかしてたので．そういう面で，ほんと，この子がいてよかったのかなって，お兄ちゃん（障がい児のきょうだい）が」

〈障がい児の未来を見据えた母親の関わり〉

　母親は，知的障がい児をもつ場合は，生活力が向上するよう家事を教えたり，肢体不自由児をもつ場合は，残存機能を維持するための関わりをするなど，障がい児の将来を見据えて関わっていた．

　　J さん「（障がい児が）洗濯物，たたむんですけど，服以外は全部たたむんです．靴下もタオルも（たたみ方を）教えて．（中略）で，やっぱり，この子，何ていうんですかね，将来，いつか，必ず，やっぱり，健康なんでね，こういう子たちって，すごく，体，全く健康やから，絶対，順番で言ったら私が先に死ぬでしょ？やっぱり，私，母親が死んでしまったら，もう，施設にいくしかないですよね．そこで，他人様の世話になる時に，やっぱり，ちょっとでも，こう，お手伝いができたり，役立てば，○○（障がい児），よーやってくれるやん，みたいになるし．（中

略）できるだけ，こう，一緒に，私が生きている限り，体が動く限りは，もう，家族の愛情をいっぱいあげて．もう，いなくなった後は，家族，母親がいなくなって，家族と暮らすことはできなかったとしても，あの，すみません（涙ぐむ）……他人から愛されて，愛されて，やっぱり，生きてほしい」

〈障がい児に適した環境の実現〉

元配偶者やその親族の障がいに対する理解の乏しさや，障がい児に対する不適切な関わりが認められる場合，障がい児の父親として頼りにならない場合は離婚したり，日本では社会資源に地域格差があるため，社会資源が充実している地域に引越すなどの対処をとることにより，障がい児に適した環境を選択し，実現していた．

　Iさん「そうですね，そん時（離婚前），上の子は普通だったんで，やっぱり，男の子なんで，（元夫の親は）可愛い，可愛いだったんですね，上（の子）は，うん．その差（健常なきょうだいと障がい児との差）に私も違うよな，同じ孫でも違うよなって思ってて．で，まぁ，ちゃんと，（元）旦那は働く人だったんだけど，やっぱり，子どもが何人もいるような感じなんですね．（他人事のように）ふーんっていう感じなんでね．だから，もっと一緒に勉強してよ，何々してよって言ってもね，してくれないんですよ．で，やっぱり，私は，下（の子）に手がかかるので，上の子が男の子でしょ，ちょっと，公園に（障がい児のきょうだいと）遊びに行ってきてよって言ったりすると，何して遊ぶのって聞かれた時には，えっと思って．でも，昔から，（障害を）もっているんじゃないかなっていうところは微妙にありましたね．（中略）どうして遊ばせたらいいのって言われるのもしんどかったし，ちょっと違うなって（思って離婚した）」

Ⅲ．【身近な支援と社会資源の取り入れによる家族ニーズの充足】

　このカテゴリーは，母親がプライベートな周辺支援と公的な経済的支援・人的資源を活用することで，家族ニーズを充足している様子を示していた．この

カテゴリーは３サブカテゴリーで構成された.

〈重要他者とピアからの支援の取り入れ〉

　母親は，障がいや障がい児に理解のある親族や友人，近隣住民，ピア（peer, 同じような立場にある人々）から障がい児が利用できる社会資源に関する情報を得たり，相談に乗ってもらうなど，様々な周辺支援を取り入れていた.

　　Cさん「やっぱり，その，（障がい児をもつ, 同じ立場の母親に）話, 聞いてもらったりとか. あと, 何かこう, 困って, 例えば, まあ, 歯医者どこがいいとか（教えてもらう）. まあ, お兄ちゃんはどこでも行けるけど, 下の子（障がい児）がね, あの, そんな, ちょっと, 普通の（歯科）は（難しいので）……」

〈公的手当の利用による経済的基盤の維持〉

　母親は，公的な手当を活用して経済的基盤を維持しており，経済的に余裕がある家族は少ないものの困窮している家族も少なかった.

　　Dさん「特児（特別児童扶養手当）は, はい, 利用してますね. （中略）だから, まあ, うちはすいません, 利用させてもらってます, 頼ってます. でも, あれがないと逆にきついと思いますね, 母子だし. （中略）こういう子（障がい児）もって, 生活につらいかって言われたら, その, はっきり言って, お金があるのとないので, 精神的に全然違います」

〈家族役割遂行に不可欠な人的資源の活用〉

　母親は，ヘルパーなどの人的資源を活用しており，これにより余暇やきょうだいと関わる時間や仕事をする時間を確保していた.

　　Jさん「私, 2時とか3時とかから仕事行くんで. （障がい児は学校が終われば）大体4時前にバス停に着くんで, そっから, 1時間くらい, ヘルパーさんに, 私, 日, 月（曜日）は休みなんで, 火, 水, 木, 金（曜日）の4日だけ, 週に4日, 迎えに行ってもらわないといけないんですけど, 迎えに行ってもらって. で, 1時間くらい散歩して家に連れて帰ってもらう」

IV.【障がい児の障がいに関連した心配】

このカテゴリーは，母親がひとりで障がい児を育てるにあたり，障がい児の障がいに関連した心配事を抱えている様子を示していた．このカテゴリーは3サブカテゴリーで構成された．

〈障がい児に対する特有の悩み〉

母親は，知的障がい児をもつ場合は，感情をコントロールできずに友達を叩くなどの対人トラブルが発生したり，羞恥心がない，排便後の処理ができない，急に道路に飛び出すといった危険行為があるなど，主に，社会性や生活能力が低いことに関連した悩みを抱えていた．肢体不自由児をもつ場合は，ADLが自立していないために介護の必要性があるが，障がい児の成長と母親の加齢に伴い介護負担が増していること，吸引などの医療的ケアが必要であることなど，主に，介護や医療的ケアを要することに関連した悩みを抱えていた．

　　Dさん「あの，生活的能力っていうんですか，どういうんですか，ああいう，生きていく能力ですよね．だから，その，知的の方じゃなくて，（生きていく能力）が，すごい，低かったんです．だから例えば，ペットボトル，さら（未開封の新しいもの）のやつをパキパキっと開けれそうでしょ？　開けれない……かったんですよ．その，缶もね，昔は，スパッとアレしよった（缶からプルタブを切り離していた）けど，（現在の缶はリングをつかみ起こしておるだけだが）ポキッとおるだけでも無理なんですね，指先がものすごく不器用で」

〈きょうだいへの影響に対する心配〉

母親は，障がい児に手がかかるため，きょうだいと過ごす時間の確保が難しく，きょうだいに寂しい思いをさせたり負担をかけていないか，障がい児がいることによるきょうだいへのネガティブな影響（学校でのいじめ，結婚，就職など）が生じていないか，もしくは今後生じないか心配していた．

　　Iさん「上の子（障がい児のきょうだい）が，小学校4年生ぐらいの時から特別支援学級に入ることになったんですよ．やっぱり，微妙だったので．あの，本

人も，やっぱり，しんどかったんですね．学力には，そう差はないんですけど，幼い部分とか，ずっと，私が下（障がい児）にかまっていたので，あの，関わってやれなかった分，やっぱり，ちょっと（影響が）出てきてるかなっていうことが微妙にあったので．で，その，担任の先生と話をして，で，本人に決めさせて，（本人は特別支援学級に）入るって言っていたんですけど．やっぱり，（障がい児が）小学校1年生の時には，上（障がい児のきょうだい）は小学校3年生ですよね．で，妹が入ってきてから，やっぱり，いじめにあっていたんですね」

〈家族の将来に関する気がかり〉

　母親は，母親が病気になった時の障がい児の預け先や母親亡き後の家族の将来，特別支援学校卒業後の障がい児の受け入れ先，母親の両親の高齢化とそれに伴う家族の影響など，家族の将来に関する様々な気がかりを抱えていた．

　　Cさん「私がそうやって入院を繰り返してて，今，あの，両親が元気だからいいですけど，もし，両親が倒れてしまったり，もしも（障がい児の面倒を）見れなくなったらっていう（不安がある）．もう，主人もいないし，私しかいないので．それ（障がい児の面倒）をお兄ちゃんに押し付けるのは，絶対，無理なので．たぶん，お兄ちゃん，自分のことはできるけど，そこまではできひんっていうのもあるんだと思うので」

V．【障がいへの偏見に対する受け止め】

　このカテゴリーは，母親が障がいに対する偏見に直面している様子と，このような状況があるからこそ，周りの人に，障がいや障がい児について話し，理解を促進している様子を示していた．このカテゴリーは2サブカテゴリーで構成された．

〈地域社会に存在する障がいに対する偏見との対峙〉

　母親は，知的障がい児をもつ場合は，親のしつけが行き届いていない子ども，変わった子ども，肢体不自由児をもつ場合は，病気の子どもなどと，障がい児

を地域社会から偏見をもって見られる経験をしていた

　　Bさん「やっぱ，（他の子どもと）違うから，みんな見るやん．子ども，ついて
　くんねん，やっぱり，買い物しとったらな，こうやって，見にくんねん．そりゃ，
　みんなとちゃう（違う）から見にくるやん．ああ，この子な，病気やねんで一言
　うて．何て言うん，それを教えて，何て言うん、地域でというか，なあ，思わへ
　ん？　それを，変に，こう，嫌や思っとんやろなあ，うん．そんなん無しにして，
　みんなでこう……て思うねんけど，難しいんかな．やっぱりな，価値観もある
　しな」

〈障がいに対する周囲の理解の促進〉

　母親は，障がいに対する偏見から障がい児を守るために，地域住民に対し，
障がい児の障がいについて説明し，障がい児を理解して見守ってもらえるよう
働きかけていた．

　　Eさん「こっちに越して来た時に，ご近所さんに，やっぱり，見守ってほし
　いっていう思いがあったので，あの，長男は，（特別）支援学校に行かすんですっ
　てことと，障害をもってるんですっていう話をしたら，やっぱり，どの方も，注
　意して見守ってくださるような形で，はい」

Ⅵ.【家族の共有時間のやむを得ない短縮】

　このカテゴリーは，障がい児の障がいやひとり親で余裕がないことにより，
家族で共有する時間が短縮されている様子を示していた．このカテゴリーは2
サブカテゴリーで構成された．

〈障がい児の障がいによるレジャー活動の制限〉

　障がい児の体が成長して大きくなったことに伴い，環境が整わない状況下で
の移動や入浴の介助は母親ひとりでは困難な場合が多く，障がい児が幼いころ
と比較してレジャー活動の機会は制限されていた．

　　Fさん「（障がい児は12歳男児だが，お風呂は）んー，家では，甘えて，一人で入

らないんですね，一緒に入ってて．その日の気分によって，自分で（体を）洗っ
たりっていうことはあるんですけど．旅行が一番困るんです．あの，母（障がい
児の祖母）もやっぱり，（肺高血圧症のため）酸素（ボンベ）持って，（入浴）になる
んで，私と子どもと二人で旅行に行くことが多いんですけど，やっぱり，どこに
泊まるにしても，やっぱり，貸切風呂があったり，やっぱり，そういう所でない
と泊まれないですね」

〈母親の多忙による余暇確保の困難〉
　母親は，平日は，仕事や家事，障がい児やきょうだいの世話，学校行事への参
加等で忙しく，休みの日は，平日に疎かになっている家事をまとめて行う場合
が多いため，平日も休日も忙しく過ごしており，母親自身や家族の余暇時間を
確保するのは難しい状況にあった．
　　Bさん「私は，まあ，学校のお母さんと飯……あ，ご飯，食べに行ったりする
　よ．でも，私，仕事しとう．みんな，暇やん？　私は，もう，こんなんやから，時
　間が合わんくて．誘われるねんけど，そないに（仕事）休んで（食事に）行かれへ
　ん．そやから……うん，難しい」

Ⅶ.【ヘルスケア基盤の維持への努力】
　このカテゴリーは，医療機関とかろうじてつながっている状況の中で，家族
がセルフケアを行い，健康に気を配りながらヘルスケア基盤を努力して維持し
ている様子を示していた．このカテゴリーは２サブカテゴリーで構成された．
〈減少している医療機関とのつながりの維持〉
　知的障がい児をもつ家族の場合も肢体不自由児をもつ家族の場合も，病気や
障がいが治るわけではなく，医療への期待は低かった．また，成長に伴い，病
気や障がいがありながらも障がい児の状態は安定しており，医療機関とのつな
がりは弱い状態で維持されていた．
　　Ｉさん「（受診して症状が良くなることは）ないですね．ほんとはないです．た

だ，その，向こう（医師）が（薬を）出してくれはるので（受診している）．（受診を）するのは私だけなので，うん，口頭で（障がい児の状態を医師に）言ってるだけなので．本人はあんまり（病院に）行かない．前は，肥満外来に行っていたんですけど，その，肥満外来も，冬場のシーズンだけで，あの，1時間ほど運動だけだったんで，週1回．だから，あんまり意味ないかなと思ってて．だから，ほとんど行ってないですね」

〈家族員の健康問題の保有と健康維持への配慮〉

　障がい児が障がいや疾患をもっていることに加え，障がい児のきょうだいも障がいがある場合や，母親が健康問題を抱えている家族も存在した．このような状況の中で，母親は，障がい児の身体の異常を早期発見しないと重篤化することや，障がい児と家族員が相互に影響を及ぼすことから，障がい児や母親を含む家族員の健康維持のための配慮をしていた．

　　Jさん「そん時（離婚した時期）は，私が倒れてしまってね．突然に鬱で，もう，生きる気力も失ってたんで．姉が，ば〜っと，私の，一番，この子の仲間内の，一番仲のいいお母さんに連絡とって，どうしたらいいの？　って（聞いて）手続きをして．とりあえず，まだ，じっちゃん，ばっちゃん，元気だったので，私には，子ども達は，じっちゃん，ばっちゃんが見てくれてるからって言ってたんですけど，本当は，この子（障がい児のきょうだい）だけ実家に行かせて，この子（障がい児）は，すぐ，○○学園（福祉型障がい児入所施設）に行ってたんです．私が倒れたり，病気になったりしたら，この子（障がい児）って，結局，私がおらんかったら，家では暮らされへんなって思ったんです．病気できへんなって．ご飯も，あの，お魚とか，お野菜とか使って，蒸したり，煮物にして，割と和食中心なんですね，うち．健康，考えて，食事作ってる」

Ⅷ.【特別支援学校の選択と活用】

　このカテゴリーは，家族が家族機能を維持するうえで重要な意味をもってい

た．このカテゴリーは，母親が障がい児に合う特別支援学校を選択し，障がい児が学校で安全に過ごせる環境を整えたうえで，その時間を活用して家族機能を遂行している様子を示していた．このカテゴリーは3サブカテゴリーで構成された．

〈障がい児らしく生活できる学校選び〉

　母親は，障がい児の障がい特性に合った学校の中から，学校見学などを通してわが子にふさわしい特別支援学校かどうかを判断し選択していた．

　　Eさん「○○（学校名）とあと△△（地域名）の方にある，何か，高等支援学校の方を一回，体験しに行ったんですけど，何か，○○の方では，何か，レベルが高すぎる子はいらないっていうことで，その，通っているお子さんが，今，現在，○○に通っているお子さんが，だいたい能力的に3歳児から小学生低学年ぐらいのお子さんだから，どう見てもお宅のお子さんは，中学1, 2年ぐらいの学力とかがあるんで，うちに入ると，結構しんどい居場所になると思うのでっていうことで，遠まわしにお断りみたいな形になって．△△の方の高等支援の方は，学力テストみたいなのも，はじめに，第1試験みたいなのがあって，その時に学力は1番だったっていう形で，あの，学力的にいってうちの学校で欲しいけれども，でも，実習の様子を見ていて協調性が薄くて，どっちかっていうと学力よりも協調性のある子を，7人クラスで，みんなでまとめて一つの作業を話し合いながら進めて行くような子が欲しいから，その辺で考えると難しいんですって言われて．うちが支援学校に通うにおいて，何が基準になるかっていうと，協調性のなさだったり，やっぱり，コミュニケーション不足が，あの，他のお子さんより，はるかに劣っているっていう部分をあげて支援学校を選んでいるのに，そこを求められたら，何だっていう部分があって．で，□□（学校名）の方を受けさせて頂いて，で，いろいろと話をしていくうちに，やっぱり，こう，学生は学生らしくっていう考え方と，あの，今，高校生の中でしかできない，そういう体験をっていうようなお話をされたことに，すごく，こう，好感をもって．やっぱり，あの，ただでさえ（特別支援学校には）大学とか，そんなのもないし，今，友達を作ったり

だとか，いっぱい経験を積ませてあげたい時期に，そんな，何だろ，機械的に教え込んで企業に入ったら，するべき作業をただ黙々とするっていう学校は嫌だなって思って，□□の方を選ばせてもらって受験させてもらったんです」

〈療育の継続に欠かせない教員との調整〉

母親は，障がい児の担当教員を尊重しながらも，障がい児に関する教員の情報が誤っている場合は修正したり，不足している情報は補足することで，障がい児が学校で安全に過ごせるよう教員と調整していた．

Bさん「先生が毎年変わるから，その，その子のこだわりとか，注意しなアカンとことかは，本人，もの言われへんから，やっぱり，辛抱……帰ってきて，アザできとったりとか，あったりもすんねん．なら，やっぱ，親が，全員，そやねんけど，親が，1学期の間は先生に伝えに行くねん．で，そこで，先生の機嫌を損ねんように，先生，うちの子，こうやねん．こうしてくれるー？　みたいなんを，気い遣いもって，まあ，1学期の前半，その，ゴールデンウィーク過ぎるぐらいまでは，親がずーっと伝えて，先生が覚えてくれたかな（と）思う頃に離れるみたいなんを，毎年やっとんやんか」

〈障がい児が学校にいる間の時間の有効活用〉

母親は，障がい児が学校で過ごす時間を活用し，家事をしたり，仕事に行くなど，家族機能の維持に必要な役割を遂行していた．

Cさん「（障がい児をスクールバスの乗り場まで）送って行ったついでに，買い物とかも時々するので．9時からなんで，そこのスーパーが（開くのが）．その間，あの，マクドナルドで，100円マックで，9時に開くまで待ってて，20分とかそれくらいなんで．で，買い物したら10時前かな．掃除して，洗濯して，お昼食べて，（障がい児をスクールバスの降り場まで）迎えに行くまで（の間の時間）が，やっと休憩かなー，ちょっと，よっぽど何かないと．まあ，でもね，天気が良かったら，布団，干さなあかんとか，何かね，細かいことはあるけれども．もう，

（障がい児が）帰ってきたら，今度，バタバタですよね」

IX.【障がい児とともに歩んできた家族力の強化】

　このカテゴリーは，障がい児をもつ家族であることを前向きに受け止め，様々な困難を乗り越える中で，家族員が成長し，家族力が高まっている様子を示していた．このカテゴリーは2サブカテゴリーで構成された．

〈障がい児がいる家族であることの前向きな受け止め〉

　母親は，障がい児を育てる中で，障がい児をもつ家族であることの意味を見出し，前向きに受け止めていた．障がい児の親である経験を生かして障がい児教育に携わっている母親や，ヘルパー事業所を立ち上げた母親も存在した．障がい児のきょうだいも，障がい児と生活を共にする中で，思いやりの心が育まれるなど肯定的な影響も受けていた．

　　Gさん「実際に，こうやって，障害のある子たちにとっても，みんな将来があって，みんな一緒だから．やっぱり，できる，できないとかはあるけれども，（障害のない子どもと）同じように，できるだけ，できるところはしてあげたらいいなとかね．やっぱり，子どもが，こういうふうになってから，やっぱり，思いましたね，私も．やっぱり，そうじゃなければ，私もいろんなことを気付かなかったと思います」

〈困難を乗り越えてきた家族の絆の強化〉

　母親は，子どもを守れるのは自分しかおらず，また，子どもがいるからこそ困難を乗り越えられると認識していた．離婚や障がい児の障がいに伴う困難を乗り越えながら，障がい児とともに歩んできた家族の絆は強くなっていた．

　　Cさん「前のね，旦那がやってたお店も借金まみれになってしまったりとか、生活費がちょっともう，そんなにもらえなかったりとか，うん．で，（元夫が）勝手に，家，出てしまったりとか．だから，その時は，私，結構，ほんと，今も，太ってるんですけど，一瞬だけね，10kgくらいがーんと体重が（減った）．精神

*的にきつかったのと，あったりしたので．でも，そこで支えになってくれたの
は，やっぱり，子どもなので，うん．私が，しっかりしなくてはっていう，子ども
の未来をつぶしてはいけないっていう思いがあったし」*

第3節　特別支援学校に通う障がい児をもつひとり親家族への家族支援

　特別支援学校に通う障がい児をもつひとり親の役割は多重であり，【母親に集中した家族役割とその調整】を行っていた．ひとり親は役割が多重な一方で，親がひとりであるからこそ母親の意思決定により役割を調整しやすいことが明らかになった．これは，第3章の健常な子どもをもつひとり親家族の家族機能に関する研究結果と一致する．ただし，特別支援学校に通う障がい児をもつひとり親家族は，医療的ケアなどのより多くの役割を担っているため，家族機能を維持するために，【特別支援学校の選択と活用】が重要であった．障がい児が特別支援学校に通えることは，障がい児に適した教育を受けることを可能にするが，それだけに留まらない意味をもつため，看護職者は，障がい児やその家族にとって安心で安全な学校環境を整える必要がある．そのために，看護職者は，障がい児の健康状態のみならず，特別支援学校を選択した経緯や，障がい児・家族と担当教員との関係についても把握する必要がある．学校から適切な支援を受けることは，家族が家族機能を維持する上で大きな助けになるだろう．

　多くの調査結果は，ひとり親とその子どもたちが高いレベルの貧困に直面していることを報告している（Maplethorpe, Chanfreau, Philo, et al., 2010; Landero Hernández, Estrada Aranda, González Ramírez, 2009）．しかし，本研究結果より，特別支援学校に通う障がい児をもつひとり親家族は，【身近な支援と社会資源の取り入れによる家族ニーズの充足】により経済機能を維持していた．家族の経済機能は家族員のヘルスケアに影響するため（Friedman, Bowden, Jones, 2003），看

護職者は，家族を支援する際，家族の経済機能を考慮するべきである．特別支援学校に通う障がい児をもつひとり親家族は，障がい児がよい健康状態を維持し，特別支援学校に通えるように【ヘルスケア基盤の維持への努力】を行っていた．障がい児をもつ家族は，医療的ケアなどの特別なケアを行う必要があるが，障がい児を含む家族と医療とのつながりは減少していた．本研究結果より，医療とのつながりの減少は，障がい児が医療を受ける意味を家族が見いだせないことによるものと考えられた．また，特別支援学校に通う障がい児以外の家族員も健康問題を抱えていた．いくつかの研究結果はシングルマザーのうつ病の罹患率が高いことを報告しているが (Cairney, Boyle, Offord, et al., 2003; Landero Hernández, Estrada Aranda, González Ramírez, 2009)，本研究においても 10 名中 2 名の母親がうつ病を患っていた．それだけではなく，障がい児のきょうだいも障がいを抱えているケースもあった．先行研究は，障がい児が家族機能に悪影響を及ぼし，きょうだいに対し，様々な，時には矛盾した感情などの感情的な当惑を引き起こす可能性があることを指摘している (Chang, McConkey, 2008)．したがって，看護職者は，障がい児の健康管理を教員と連携して引き受けることを中心としながらも，支援の範囲を拡大し，家族と信頼関係を構築して，障がい児を含めた家族の健康相談に乗り，家族のヘルスケア機能を支援する必要があろう．また，家族は，専門家より，家族の健康問題に対するケアにはるかに多くの時間を費やしており (Kaakinen, Hanson, Denham, 2010)，障がい児をもつ家族のニーズは、一般的な情報と専門的な情報の両方に関連している (Wakimizu, Fujioka, 2016; Aslem, Siebes, Gorter, et al., 2014)．したがって，看護職者は，家族が予防的に，自らの力で対処行動がとれるよう情報提供することで，障がい児を含む家族のセルフケア力の維持・向上に寄与する必要があろう．

　特別支援学校に通う障がい児をもつひとり親家族は，障がい児を育てるために，【障がい児とともに生活しやすい家庭環境の形成】を行うことで家庭環境を，【特別支援学校の選択と活用】を行うことで学校環境を，【障がいへの偏見に対する受け止め】を行うことで地域環境を整えていた．しかし，障がいを

もつ子どもがその子どもなりの成長・発達を遂げるために環境を整えることは，本来，社会の役割である．したがって，看護職者は幅広い視点から家族の情報を収集し，家族環境を改善するための相談に乗ったり，相談の内容に応じて多機関・多職種につなぎ，連携して，家族環境を整備する必要がある．

　特別支援学校に通う障がい児をもつひとり親家族は，【障がい児の障がいに関連した心配】や【家族の共有時間のやむを得ない短縮】が認められるなどの課題があったが，障がい児をもつ家族であることの意味を見出し，【障がい児とともに歩んできた家族力の強化】が認められ，情緒安定機能は維持されていた．先行研究より，障がい児の就学により母親は気持ちのゆとりを得ることで，家族内の関係を捉えなおし，家族の結束を強める関わりを行うことが明らかにされている（西原，山口，2016）．本研究の対象家族は，障がい児が就学後の家族であり，このような家族のライフステージでは，情緒安定機能は向上する可能性が考えられる．看護職者は，家族の家族機能の実情について理解を深め，障がい児をもつひとり親家族であることの意味づけを促進する支援の実施が求められよう．

引用文献

Alsem, M.W., Siebes, R.C., Gorter, J.W., et al.: Assessment of family needs in children with physical disabilities: Development of a Family Needs Inventory, Child: Care, Health and Development, 40: 498-506, 2014

Bronfenbrenner U.: The ecology of human development, experiments by nature and design, Harverd University Press, Cambridge, MA, 1979

Cairney, J., Boyle, M., Offord, D.R., et al.: Stress, social support and depression in single and married mothers, Social Psychiatry and Psychiatric Epidemiology, 38: 442-449, 2003

Chang, M.Y., McConkey, R.: The perceptions and experiences of Taiwanese parents who have children with intellectual disability, International Journal of Disability, Development and

Education, 55: 27-41, 2008

Elo, S., Kyngäs, H.: The qualitative content analysis process, Journal of Advanced Nursing, 62: 107-115, 2008

Friedman, M.M., Bowden, V.R., Jones, E.G.: Family nursing: Research, theory, and practice (5th edn), Prentice Hall, Upper Saddle River, NJ., 2003

韓昌完，小原愛子，矢野夏樹，他：日本の特別支援教育におけるインクルーシブ教育の現状と今後の課題に関する文献的考察：現状分析と国際比較分析を通して，琉球大学教育学部紀要，83：113-120，2013

Kaakinen, J.R., Hanson, S.M.H., Denham, S.A.: Family health care nursing: An introduction. In: J.R.Kaakinen, V. Gedaly-Duff, D.P.Coehlo, and S.M.H.Hanson (Eds), Family health care nursing: Theory, practice and research (4th edn, pp. 3-33), Philadelphia, PA: F.A. Davis, 2010

Landero Hernández, R., Estrada Aranda, B., González Ramírez, M.T.: Depression and quality of life for women in single-parent and nuclear families, Spanish Journal of Psychology, 12: 171-183, 2009

Maplethorpe, N., Chanfreau, J., Philo, D., et al.: Families with children in Britain: Findings from the 2008 Families and Children Study (FACS), 2010

西原みゆき，山口桂子：障がいのある子どもの就学以降に母親が体験した家族への関わりの様相，家族看護学研究，21（2）：118-131，2016

Roberts, C.S., Feetham, S.L.: Assessing family functioning across three areas of relationships, Nursing Research, 31 (4): 231-235, 1982

Wakimizu, R., Fujioka, H.: Analysis of the issues and needs of parents of children with developmental disabilities in Japan using focus group interviews, The Journal of Nursing Research, 24: 68-78, 2016

山田初美，津島ひろ江：A特別支援学校（肢体不自由）における看護師の業務内容と業務量，日本小児看護学会誌，19（1）：73-79，2010

第5章 入院中の病児をもつひとり親家族の家族機能の変動

第1節　入院中の病児をもつひとり親家族に着目する意義

Ⅰ. 調査の背景・目的

　本書の第4章では，医療的ケアなどの特別なケアが必要な障がい児を育てるひとり親家族の家族機能のありようについて述べた．この中で，家族が家族機能を維持するために，障がい児が特別支援学校に通っている間の時間やヘルパーなどの人的資源，特別児童扶養手当などの制度の活用が重要であることを明らかにした．本書の第2章から第4章までの調査は地域で実施しており，地域で生活するひとり親家族を対象としてきたが，著者が臨床で出会ったひとり親家族は，入院中の子どもをもつ家族であり，子どもの入院中とそうでない場合とでは家族の生活や役割は異なるであろう．そこで，本章では，病院にフィールドを移し議論を展開することとする．

　子どもが入院すると，家族にストレスが生じる．また，付き添いや面会などに伴い，入院前のように家族の役割を遂行することが困難になるため，役割を変化させる必要が生じ，家族機能が変動する（平谷, 億田, 杉中他, 2017）．親の付き添いについて，付き添う期間が7日以上になると家族機能が低下することが指摘されている（法橋, 石見, 岩田他, 2004）．一方で，子どもを一人で入院させなければならない場合に，親は子どもが入院に適応できるのかという不安や自責の念を抱きやすく（宮内, 2009），付き添う場合もそうでない場合でも，子どもの入院による家族の影響は多大であり，入院中の子どもをもつ家族は，家族機能が良好に維持できない可能性が考えられる．家族機能の低下は夫婦不和，別

居・離婚，育児不安，ドメスティックバイオレンスなどの発生につながり，家族の危機につながるため（法橋，本田，平谷他，2008），家族機能の維持・向上を目的とした家族支援が必要である．

　入院中の病気の子ども（以下，病児とする）をもつ家族の家族機能に関する家族看護学研究には，日本とアメリカのファミリーハウスを利用する家族の家族機能を比較したクロスカルチャー研究（Hohashi, Koyama, 2004），ファミリーハウスを利用する母親を対象として，ファミリーハウスの利用が家族機能に与える効果を検討した研究（法橋，加茂，2005），付き添い期間別に入院中の病児をもつ家族の家族機能を検討した研究（法橋，石見，岩田他，2004），入院中の病児の親と地域で生活する就学前の子どもの親を対象として，家族機能とソーシャルサポートを比較することで，入院中の病児をもつ家族の特徴を明らかにした研究（梅田，中村，杉本他，2009），入院中の病児の父親を対象として，父親からみた家族機能を明らかにした研究（有賀，2005）などがある．しかし，これらはふたり親家族を対象とした量的研究であり，入院中の病児をもつひとり親家族の家族機能の変動を質的に明らかにした論文は見当たらない．

　本章では，入院中の病児をもつひとり親家族を対象に実施した半構成面接調査をもとに，このような家族の家族機能の変動を質的に明らかにし，その内容から，家族にとっての家族機能変動の意味と必要な家族支援を考察する．

II．調査の方法

　対象を得るために，コンビニエンスサンプルとして質的調査が現実的に実施可能な政令指定都市1市を選定し，小児科もしくは小児病棟があり病床数が300床以上の大規模な病院を中心に10病院をランダムに選択した．各病院の看護管理者に電話連絡の後，研究計画書を確認してもらい，研究の趣旨や内容，意義について説明し，調査への協力を依頼した．協力・同意が得られた4病院に入院中の病児の親に書面，もしくは書面と口頭で本研究の趣旨を説明して参加を募った．倫理的配慮として，所属大学の倫理委員会の承認を得たうえで調

査を実施し，参加者には，匿名性の保持，回答を拒否したり同意を撤回できる権利の保障について口頭および書面で説明し，書面による同意を得た.

　同意を得た参加者には，インタビューガイドを用いて1時間程度の半構成面接を実施し，入院前と比較した家族機能の変動に焦点をあて，家族機能をどのように遂行しているか語ってもらった．なお，インタビューガイドは，家族エコロジカルモデル（Bronfenbrenner, 1979；Roberts, Feetham, 1982）に基づき，家族と家族員との関係，家族とサブシステム（友人・知人, 身内, 近所の人など）との関係，家族と社会（病院, 教育・保育機関, 職場など）との関係に焦点をあて作成した．例えば，「付き添いや面会に伴い，どのような役割の変化がありましたか？」「付き添いや面会に伴い，これまで担っていた役割をどのように調整しましたか？」などの質問を行った．その内容は参加者の承諾を得て録音し，逐語録を作成してデータとした．データは質的帰納的内容分析（Elo, Kyngäs, 2008）の手法を用いて分析した．具体的には，データを繰り返し読み，文章の意味を十分に理解したうえで，研究対象者により語られた家族機能に関する箇所に着目した．この内容に関する語りを分析対象とし，読みながらメモや見出しを書きコード化した．コードは，コーディングシートに集め，類似性と差異性に着目してグループ化し，サブカテゴリー，カテゴリーとして抽象度を高めた.

第2節　入院中の病児をもつひとり親家族の家族機能の変動
―― インタビューの結果から ――

　ひとり親家族3家族の協力が得られ，参加者は全員母親であった（A, B, Cさんとした）.

　Aさん家族は，Aさん（31歳, 勤務していた会社の倒産により無職），長女（11歳），次女（6歳, 喘息で入院中, 入院期間はインタビュー時点で5日間），Aさんの父親（年齢不明, 有職）の4人家族で，Aさんは夜間を含めて入院中の次女に付き添っている.

　Bさん家族は，Bさん（37歳，抑うつ状態のため無職），長男（15歳，リンパ腫で入院中，癌ではないが抗がん剤治療中，入院期間はインタビュー時点で120日間），長女（14歳），次女（9歳）の4人家族で，Bさんは，夜間は入院中の長男の付き添いをしていないが，毎日，面会のために片道約1時間45分（身内が車で送迎してくれる場合もあり，高速を使うと片道15分）かけて病院に来院している．

　Cさん家族は，Cさん（25歳，ひとり親家族の母または父が看護師などの資格取得のため，専門学校などで修業する場合に利用できる，高等職業訓練促進給付金を活用し看護学校に通っている），長女（4歳，ネフローゼ症候群の再発で入院中，入院期間はインタビュー時点で13日間，インタビュー当日が退院予定日であった）の2人家族で，Cさんは夜間を含めて入院中の長女に付き添っている．

　面接調査の所要時間は，1家族につき85.0±26.0分（範囲は70分から115分）であった．

　面接調査の結果から，家族機能の変動として，5カテゴリー，14サブカテゴリーが抽出された（表5-1）．以下では，【　】内にカテゴリー，〈　〉内にサブカテゴリー，「　」内に対象者の言葉を示す．なお，医療費の減額や免除のためにひとり親家庭等医療費助成制度などの社会資源を活用したり，身内や知人などの身近な人からの支援を取り入れ家族役割を遂行している様子も確認できたが，これは，第3章で紹介した，入院前からの家族機能遂行のありようであることが確認できたため，病児の入院に伴うひとり親家族の家族機能の変動ではないと判断し，結果に記していない．

表 5-1　入院中の病児をもつひとり親家族の家族機能の変動

カテゴリー（括弧内は家族機能の分野）	サブカテゴリー
環境の変化に伴う役割の調整（Ⅰ, Ⅱ, Ⅲ）	生活の変化に対する調整, 病児を中心とした生活に移行するための調整
付き添い・面会に伴う家族の負担の増加（Ⅰ, Ⅱ, Ⅲ）	ひとり親のケア役割の増加, 不自由な付き添い・面会環境により生じる心身の負担, 母親の自己犠牲を伴う入院生活の継続, 病児のきょうだいへのしわ寄せ
病児の入院に伴う心配事の発生（Ⅰ）	病児に関する心配事の発生, きょうだいに関する心配事の発生, 退院後の病児の健康管理に対する不安
家族ニーズ充足のための周辺支援の取入れ（Ⅰ, Ⅱ, Ⅲ）	医療職者による支援の取り入れ, 院内学級と学校の連携による教育の継続, ピアからの支援の取り入れ
病児の入院に対する前向きな受け止め（Ⅰ, Ⅲ）	病児の入院を契機とした健康意識の高まり, 病児の入院に対する意味の見出し

N=3, Ⅰ：家族と家族員との関係, Ⅱ：家族とサブシステムとの関係, Ⅲ：家族と社会との関係

Ⅰ.【環境の変化に伴う役割の調整】

このカテゴリーは, 病児の入院に伴う家族環境の変化に対応するために, 役割を調整している様子を示していた. このカテゴリーは2サブカテゴリーで構成された.

〈生活の変化に対する調整〉

病児の入院により病児の生活は急激に変化していたが, 病児の入院は, 病児だけではなく家族全体に影響を及ぼしており, 家族全員の生活（食事や就業状況, 生活リズムなど）が変化していた. この変化に対し, 家族で何とか対応しようと家族員間で調整していた.

　Aさん「（きょうだいの面会が可能な病院のため, 休日は）なるべく一日近くここ（病室）におれるように（している）. 朝はもう, 今日も, タクシーで, （病児のきょうだいに）一人でここまで乗って来てもらったんですけど, なるべく, ここで（病児と母親と病児のきょうだいが一緒に）おれるように（して病室で過ごしている）.（きょうだいが病室に）おった方が○○（病児）も元気です」

〈病児を中心とした生活に移行するための調整〉

母親は, 病児の面会や付き添いを最優先して, 家事やきょうだいの世話など

の役割を調整していた．これにより，家族の生活は病児を中心としたものに変化していた．母親は，夜間も含めて病児に付き添う場合も日中の面会のみの場合も，長い時間を病院で病児とともに過ごしていた．

　　Cさん「私，この子が産まれてからこんなに毎日，関わったのは初めてやと思う．（病児が入院して）最初の，多分ね，3日間，ずっと，ふたりっきりていうのがあったんですけど，ちょっと，しんどかったです．やっぱり，グジャグジャ言ってくるし．あんまり，ふたりでしんどかったら実家に遊びに行ったりとかできたんで，入院してない時は．ずっとふたりっていうのが初めてやったから，何か，こう，終わってみたら（インタビュー当日が退院予定日であり付き添いも終わりとなる）疲れた」

II.【付き添い・面会に伴う家族の負担の増加】

　このカテゴリーは，病児の付き添い・面会に伴い，母親の役割が増加したり，母親が調整できない役割をきょうだいが担うなど，病児を最優先するために，他の家族員の心身の負担が増加している様子を示していた．このカテゴリーは4サブカテゴリーで構成された．

〈ひとり親のケア役割の増加〉

　母親は病児の面会や付き添いの役割を遂行できるように家族内で役割を調整していたが，入院中であれば，本来は看護師が行うべき病児のケアも，母親が病児の状態に合わせて工夫しながら行っている現状があり，母親の役割は増加していた．

　　Bさん「あんまり，看護師さんに，やっぱり，男の子……小さい子だったらいいと思うんですけど，もう，年も大きいので，あんまり，看護師さんには，うん，されたくないみたいで（入浴時の中心静脈カテーテル挿入部のケアや入浴介助などの病児のケアは母親が実施している）」

〈不自由な付き添い・面会環境により生じる心身の負担〉

　母親は，付き添い・面会を交代してもらえる人がいないため，特に，夜間も含めて病児に付き添う場合は，1日中，不自由な環境の中で過ごすこととなり，心身に負担がかかっていた．

　　Cさん「夜中，一回，目覚めたら，眠れなかったりとか（する）．これ（付き添い者用の簡易ベッド），固いんですよね，すごい．結構，痛いなって．（腰に）きます．ずっと（病院の）中なんで，たまに外に出たりしたらすごい寒かったりして．それとかね，何かね，やっぱりボーっとしますよね，やっぱり．（中略）（食事は）ラーメンとか，結構，冷凍食品の物だったりとか，チンする○○（商品名）のご飯みたいなあれと，何か，納豆とか適当に持ってきて，それを食べてましたね」

〈母親の自己犠牲を伴う入院生活の継続〉

　母親は，病児を最優先して，病児への付き添い・面会を行っており，自分の食事や保清などは後回しにすることにより入院生活を継続させていた．

　　Aさん「（母親は病院に寝泊まりしており，家には）土曜日に1回帰っただけですね．だいぶ，しんどいですね．まっ，でも，短期間の入院っていうことで何とか．これが長期間になったら，だいぶ，しんどいですね．（中略）私は，自分の事，後回しです」

〈病児のきょうだいへのしわ寄せ〉

　母親は，付き添い・面会に伴い，増加した役割の調整をしているものの，調整がつかない部分もあり，そのしわ寄せとして，母親が希望しないかたちで，病児のきょうだいに役割を再配分せざるを得ないケースも認められた．

　　Aさん「（Aさんの）お父さん，（病児の）おじいちゃんが結構，何にもせんタイプやから……上の子（病児のきょうだい）が，（小学生だが家事など）色々，しないといけなくなる．（祖父は）もう働くのみですね．朝の4時から夜の7時まで働いてるから，そんなに負担もかけられへんし」

III.【病児の入院に伴う心配事の発生】

　このカテゴリーは，病児の入院に関連した様々な心配事が発生し，これらが家族の精神的負担につながっている様子を示していた．このカテゴリーは３サブカテゴリーで構成された．

〈病児に関する心配事の発生〉

　病児の入院に伴い，病児の病状や治療に関する心配事に加え，成長・発達や教育の遅れに関する心配事など，様々な心配事が発生していた．

　　Ｃさん「（同じ保育所に）3年行ってるから，全く，一から（保育所での生活に）慣れないかん（慣れないといけない）ってわけではないとは思うんですけども，他の子が○○（病児）が知らない間に（成長して），他の子達と（比較して）成長の事とか遅れるわけじゃないですか，そこが一番心配かな」

〈きょうだいに関する心配事の発生〉

　病児の入院は，病児のきょうだいへも影響を及ぼしており，例えば，母親が病児の付き添いに伴い，家庭を留守にする間，きょうだいが，朝，一人で起きられるかどうかなどの，きょうだいの生活や精神面に関する心配事が発生していた．

　　Ｂさん「（入院中は病児のことだけではなく）今，家に，普通に（健康で）学校行って帰ってくる○○（病児）の妹のことも気になる．その，辛さを……．一番，頑張ってるのは○○（病児）．でも，その，妹も妹なりに，お兄ちゃんが病気やからっていうので頑張ってる」

〈退院後の病児の健康管理に対する不安〉

　本調査の対象家族の病児は全員が慢性疾患であるため再発や症状再燃のリスクがあり，退院後も病児の生活環境の整備や内服薬の継続などが必要であった．そのため，退院が決まった場合でも，退院後の病児の健康管理に対する新たな不安が発生していた．

　Cさん「やっぱりお薬，プレドニン（内服薬）飲んでたら副作用で，あの，空腹感とか，あと，いろいろ副作用でてくるんで，空腹感だったり．家帰ってからいっぱい食べちゃうんちがうかって思って，逆に，それが怖かったりだとか．退院できるのは嬉しいですけど，（プレドニンの副作用の影響で病児の食欲が増進しているため）いっぱい食べさしてしまわへんかなあって思って．できるだけ，減塩で，バランスのとれた食事にしないといけないので，それが心配かなあって思って．（中略）あとは風邪ひいたら，また，再発すると思うんで，再発しないようにっていうのが一番の心配かな」

IV.【家族ニーズ充足のための周辺支援の取入れ】

　このカテゴリーは，病児の入院に伴う家族の負担に対処するため，社会資源や周辺支援，専門職者による支援を取り入れることで家族ニーズを充足している様子を示していた．このカテゴリーは3サブカテゴリーで構成された．

〈医療職者による支援の取り入れ〉

　病児の入院中は，母親は，困ったことがあれば，医師や看護師，病棟保育士などの医療職者に相談したり，医療職者に病児を預け，自宅に戻るなどの対応をすることで母親としての役割を担っていた．

　Aさん「（看護師が）優しいし，ちゃんと，薬，持ってきてくれる時とかも，○○（病児）に話しかけてくれるし．お姉ちゃん（病児のきょうだい）の音楽会にも，（看護師の協力により，病院に病児を預けて）私は，4時間位ここ（病院を）抜けて行けた（音楽会に参加できた）のも，良かったなって」

〈院内学級と学校の連携による教育の継続〉

　病児が就学後のケースでは，入院後も病児の教育が継続できるように，院内学級と学校の教員の協力を得ており，病院と学校が連携して病児をサポートしていた．

　Bさん「○○（院内学級）と，もともと（入院前に）行ってた中学の先生もプリ

ントとか持ってきてくれて，○○とその先生とで連絡取り合って，受験のために
（教育を）やってくれてます」

〈ピアからの支援の取り入れ〉
　闘病中の家族員のいるひとり親家族が周りにいる場合は，同じ立場の家族の
存在が母親の精神的な支えとなっていた．
　　Aさん「喘息ではないけど，ひとり親で，（シングルマザーの）お母さんが，今，
　癌と闘っているっていう友達が，一番，仲，いいんですけど．お母さんのお母さ
　ん，おばあちゃん（が癌）．（中略）やっぱり，ひとり親っていうか，母子家庭っ
　て，結構，傷つく時が多くて……．まっ，その子も一緒やしっていうのが，多少
　ですけど心強い．病院に，夜間の病院に行った時に，夜間やったら，大体，お父
　さんとお母さんと子どもって来てるけど，それはうちはできないから．結局，母
　子医療って（受給者証を）出す時が結構，しんどいかな」

V．【病児の入院に対する前向きな受け止め】
　このカテゴリーは，病児の入院に伴う家族の変化を肯定的に捉えなおし，病
児の入院を前向きに受け止めようとしている様子を示していた．このカテゴ
リーは2サブカテゴリーで構成された．
〈病児の入院を契機とした健康意識の高まり〉
　病児の入院をきっかけに，家族の現在と将来を考慮して，例えば，退院後は，
空気のきれいな地域への引っ越しを考えるなど，家族の生活環境を検討した
り，病児自身や家族が感染予防対策行動がとれるようになるなど，健康意識が
高まっていた．
　　Cさん「（病児は）家よりはしっかり（セルフケアが）できますね，入院して
　る方が．何か，手洗いとかも，もう毎回，トイレとご飯食べる前とか（できてい
　る）．あの，家やったらね，保育所から帰ってきて一回手洗うじゃないですか，
　で，ご飯すぐ作って，すぐ食べさすんで，ご飯の前は手洗わなかったりするんで

すよ．でも，ここに入院したら，ちゃんと意識高まってて，毎回，手洗いできる
から，それはいいなー」

〈病児の入院に対する意味の見出し〉
　病児の入院をきっかけに考え方が変化し，家族がお互いや他人を思いやれる
ようになったと語っており，病児の発病・入院とそれに伴う家族の経験から，
病児が入院した意味を見出そうとしていた．
　　Bさん「○○（病児）が入院した事に関して，本とかテレビでも，そういう病
　気，抗がん剤（を）使った病気の子のこととか話題（を）聞いても，はっきり言っ
　たら他人事，他人事って思ってたけど，今回，その，本当に，自分の子どもがそう
　なるなんて思ってなかった．でも，不幸中の幸いっていうか，よく言えば，ほん
　まに思ってるのは，○○（病児）にしても辛い．その辛い○○（病児）を治るまで
　やってもらえるようにするのは，私しかおらへん．ちょっと，母親に関して強い
　思い……．今まで，子どもに甘えてた部分も多かった．けど，子どもらは私に甘
　えてきてくれてる．私を支えに生きてるというのがあるから．普通なら，他人
　事って思ってた事が，こういう気持ちなんやっていう思いになって生きれるよう
　になった．電車乗ったり，バス乗ったりしてても，元気そうに歩いてる人でも，
　実は，すごい病気もってる人なんかもしれんよなって．見た目，体が悪そうな人
　じゃなくても，すごい，元気そうな人でも，そういう，見た目で判断して親切ぶ
　るんじゃなくって，自分ができる範囲で，あの，親切というか，綺麗な言葉，使い
　過ぎやけど，そういうふうな事を普通にできるようになれた．で，まあ，中2の
　△△（病児のきょうだい）にしたら，私が家に帰ったら，毎日，○○どうやった？
　（って聞いてくる）．今まで，そこまで，きょうだいのこと，思わなかったのが，皆
　がみな，家族一人ひとりを見直すようになった」

第３節　入院中の病児をもつひとり親家族への家族支援

　入院中の病児をもつ家族は，病児の入院前と比較しながら，家族機能の変動について語っていた．病児の入院に伴う家族の家族機能の変動として抽出された５カテゴリーは，FFFS日本語版Ⅰにおける３分野（「家族と家族員との関係」「家族とサブシステムとの関係」「家族と社会との関係」）（法橋，本田，平谷他，2008）に照らし合わせて分類でき，家族エコロジカルモデルに準拠していた．すなわち，【環境の変化に伴う役割の調整】は，主に，病児の入院に伴う，家族の対内的活動における変化とそれに対する調整を表わしているが，家族と交互作用が強い人々との関係や社会環境との関係も変化しているため，３分野すべてにおける変動と考えられた．【付き添い・面会に伴う家族の負担の増加】は，家族の対内的活動の増加やそれに伴う負担に加え，家族と交互作用が強い人々との関係や社会環境との関係における負担を表わしているため，３分野すべてにおける変動と考えられた．【病児の入院に伴う心配事の発生】は，家族内部の心配事の発生であるため，「家族と家族員との関係」における変動と考えられた．【家族ニーズ充足のための周辺支援の取入れ】は，家族内で充足できないニーズは家族と交互作用が強い身近な人々や社会から取り入れることで充足しているため，３分野すべてにおける変動と考えられた．【病児の入院に対する前向きな受け止め】は，社会（主に病院）との関係や活動の影響を受けて家族の対内的活動が変化しているため，「家族と家族員との関係」「家族と社会との関係」における変動と考えられた．入院に伴い，３分野全てにおいて家族機能の変動がみられたが，特に，「家族と家族員との関係」が大きく変動していた．家族は，まずは，家族内で対処して家族機能を維持しようとしていたが，ひとり親家族は親がひとりであるため家族内の調整が難しく，ひとり親に負担や責任が重くのしかかっていた．しかし，ネガティブな変動ばかりではなく，家族の健康意識が高まるなどのポジティブな変動も確認できた．また，院内学級の教

　員や医療職者などの，入院前には活用していない，新たな家族資源（法橋, 樋上, 2010）を取り入れることで家族ニーズを充足していた．このように，入院中の病児をもつひとり親家族は，サブシステム（法橋, 本田, 平谷他, 2008）や社会環境システム（法橋, 本田, 平谷他, 2008）といった，家族システム（法橋, 本田, 平谷他, 2008）とは異なるシステムの影響やサポートを受けながら，家族機能を遂行していた．したがって，エコロジカルな視点，すなわち，生態学的な視点から家族環境を把握する必要があり，「家族と家族員との関係」における変動のみに注目するのではなく，「家族とサブシステムとの関係」「家族と社会との関係」における変動を踏まえて家族機能の変動を捉える必要がある．加えて，これらは相互に影響を及ぼしあっているため，ホリスティックな視点から家族支援策を計画し，実践する必要があろう．特に，ひとり親家族の場合は，ひとり親の負担に気づき，配慮するとともに，予防的に介入することが重要である．

　　入院中の病児をもつ家族は，病児の入院という出来事に遭遇すると，【環境の変化に伴う役割の調整】を行っていた．これは，病児の入院による家族環境の変化に伴い，家族の生活は病児を中心とした生活に移行し，【付き添い・面会に伴う家族の負担の増加】と【病児の入院に伴う心配事の発生】が生じることで，これまで通りに家族機能を遂行することが難しいためと考えられる．この結果は先行研究とも一致しており，入院に伴う家族の負担は環境の変化によるものが多い（江森, 和田, 2005）．【付き添い・面会に伴う家族の負担の増加】は，主に，母親に認められ，この点はひとり親家族に限ったことではないが（平谷, 億田, 杉中他, 2017），ひとり親家族は，ふたり親家族のように，母親のケア役割が増加した分，遂行できなくなった役割を父親が補完することが難しい．病児にきょうだいがいる場合は，〈病児のきょうだいへのしわ寄せ〉が生じていたため，看護師は，病児と母親ばかりに視点を向けるのではなく，きょうだい支援を含めた家族全体の支援を行う必要があろう．【病児の入院に伴う心配事の発生】は3つのサブカテゴリーから構成されるが，特に，深刻なのは〈病児に関する心配事の発生〉であり，病児の病状以外にも成長・発達や教育に関す

ることなど，心配事は多岐にわたっていた．病児に対する不安は睡眠の質に影響を及ぼすことが指摘されている（江森，和田，2005）．さらに，付き添い者には〈不自由な付き添い・面会環境により生じる心身の負担〉がかかっており，家族が病児とともに過ごすための設備が十分に整えられていない環境の中で，食事，睡眠，入浴などの基本的なニーズが充足されず，体調不良に陥っているひともとも存在することが明らかとなった．このような状況においても，母親は自分より病児を優先し，〈母親の自己犠牲を伴う入院生活の継続〉をしていた．したがって，看護師は，病児の環境を整備するだけではなく，付き添い者・面会者の環境を整えて家族員の負担を減らし，家族が健康を害したり，無理をしなくても入院生活を継続できるように支援する必要があろう．そのためには，家族が安心して病児を預けることのできる病棟体制を早急に構築する必要がある．具体的には，例えば，「あんまり，看護師さんに，やっぱり，男の子……小さい子だったらいいと思うんですけど，もう，年も大きいので，あんまり，看護師さんには，うん，されたくない」ために母親が，本来，看護師が行うべき病児のケアを担っていたケースであれば，看護師にケアを委ねられない背景の理解に努め，思春期の病児の身体の露出を伴うケアは，同性の看護師が行うなどの配慮をする必要がある．

　家族は，入院前と比較して増加した負担や不安に対処するために，【家族ニーズ充足のための周辺支援の取入れ】を行っていた．第 3 章で紹介したように，ひとり親家族は，病児の入院の有無にかかわらず，ひとり親家族が活用可能な社会資源を活用したり，身内や知人などの身近な人からの支援を取り入れて家族機能を遂行しているが，これに加えて，医療職者や院内学級の教員などの新たな支援を取り入れていた．病児の入院に伴い，家族ニーズは変化するため，必要な支援の内容や支援者は変化する．入院中の病児をもつ家族のニーズを充足するために，専門的知識をもつ医療職者の支援は，特に重要となる．とりわけ，看護師は家族の身近な支援者として，家族の相談に乗ったり，相談の内容によっては，多職種につなぐ支援を実践する必要があろう．

　上述したように，病児の入院により家族環境が変化するため，家族の家族機能は変動していたが，【病児の入院に対する前向きな受け止め】は，病児の入院という経験が家族の成長につながる前向きな変動であった．小児科もしくは小児病棟では，小児の特殊性から感染管理や環境整備を厳重に実施しており，〈病児の入院を契機とした健康意識の高まり〉が認められた．健康教育はタイミングが重要であるため，このような機会に，病児の外泊や退院後の生活を見据えた，ヘルスケア基盤をより強化する医療職者の関わりが重要であろう．加えて，家族は〈病児の入院に対する意味の見出し〉をすることで，病児の入院に伴う家族の体験を肯定的に意味付けていた．家族が病児の入院という危機的な体験を肯定的に意味づけることは，家族が危機を乗り越える力になるとともに，家族の経験値を高め，次の危機を乗り越えるための力になると考えられる．看護師は，家族の家族機能の変動やその実情について理解を深めるとともに，家族の入院体験の意味付けを促進する支援が求められよう．

引用文献

有賀みずほ：父親から見た家族機能の現状：小児入院中の FAI 調査より，日本看護学会論文集　小児看護，36：92-94，2005

Bronfenbrenner U.: The ecology of human development, experiments by nature and design, Harverd University Press, Cambridge, MA, 1979

Elo, S., Kyngäs, H.: The qualitative content analysis process, Journal of Advanced Nursing, 62: 107-115, 2008

江森寛子，和田尚子：入院患児に付き添う家族の負担，日本看護学会論文集　小児看護，35：18-19，2005

平谷優子，億田真衣，杉中茉里，他：子どもの入院による子育て期家族の家族機能の変動：病児の家族への半構造化面接にもとづく質的分析，家族看護学研究，22（2）：97-107，2017

法橋尚宏，樋上絵美：現代家族像と家族環境，法橋尚宏編集，新しい家族看護学：理論・実

践・研究，2-16，メヂカルフレンド社，東京，2010

法橋尚宏，石見さやか，岩田志保，他：入院病児への両親の付き添いが家族機能に及ぼす影響：Feetham 家族機能調査日本語版 I を用いた付き添い期間別の検討，家族看護学研究，9（3）：98-105，2004

法橋尚宏，本田順子，平谷優子，他：家族機能のアセスメント法：FFFS 日本語版 I の手引き，EDITEX，東京，2008

法橋尚宏，加茂沙和香：ファミリーハウスの利用家族の家族機能に関する研究：入院児をもつ宿泊中の母親を対象として FFFS を用いた検討，家族看護学研究，11（1）：42-49，2005

Hohashi, N., Koyama, C.: A Japan-U.S. comparison of family functions from the perspective of mothers utilizing "Family Houses": Cross-cultural research using the Feetham Family Functioning Survey, Japanese Journal of Research in Family Nursing, 10 (1): 21-31, 2004

宮内環：入院における小児と家族の看護，二宮啓子，今野美紀編集，看護学テキスト NiCE 小児看護学概論：子どもと家族に寄り添う援助，222-238，南江堂，東京，2009

Roberts, C. S., Feetham, S. L.: Assessing family functioning across three areas of relationships, Nursing Research, 31 (4): 231-235, 1982

梅田弘子，中村由美子，杉本晃子，他：入院している子どもをもつ家族の特徴：家族機能とソーシャルサポートに焦点をあてて，日本ヒューマンケア科学会誌，2（1）：41-48，2009

<table>
<tr><td>第6章</td><td>ひとり親家族等用家族機能尺度
（Family Functioning Scale for Single-parent Families: FFSS）
の開発</td></tr>
</table>

第1節　ひとり親家族の家族機能を評価できる尺度を開発する 意義

Ⅰ. 調査の背景・目的

　日本では，2008年に改定された保育所保育指針において看護職者の果たす役割が明確に盛り込まれて以降，保育所への看護職配置への機運が高まり（日本保育協会，2009），看護職者は病院だけではなく保育所などの多様な場で子育てをしているひとり親家族を支援する機会が拡大している．家族支援の目的は家族機能の維持・向上にあるため（法橋，堀口，樋上，2010），本書では，家族の家族機能に着目して研究成果を紹介してきた．

　家族の家族機能について，それを客観的に評価する尺度は国内外に複数存在する．例えば，Olsonらが開発したFACES（Family Adaptability and Cohesion Evaluation Scale）（Olson, Sprenkle, Russell, 1979）やOlsonらのモデルを基盤に立木が開発したFACESKG Ⅳ（Family Adaptability and Cohesion Evaluation Scale at Kwansei Gakuin Ⅳ）（立木，1999）などがあり，社会学者が開発した尺度が多いが看護学者が開発した尺度もある．看護学者のFeethamが開発したFFFS（Feetham Family Functioning Survey）は，家族内の関係や資源に焦点が当てられてきたこれまでの尺度とは異なり，家族と家族員との関係，家族を取り囲むサブシステム（友人・知人，身内，近所の人など）との関係，家族と社会との関係を測定できる点が特徴であり（Roberts, Feetham, 1982），日本語版も存在する（法橋，前田，杉下，2000）．最近では，より広い視点から環境を捉え，時間環境を含む家族機能を評価できるSFE（Survey of

Family Environment, 家族環境評価尺度）が，日本の家族看護学者である法橋により開発された (Hohashi, Honda, 2012)．しかし，ひとり親家族の家族機能を的確にアセスメントするための家族機能尺度は存在しない．そのため，家族機能レベルが異なるにもかかわらず，ふたり親家族を基盤に作成された，配偶者や結婚生活に関する項目が含まれる家族機能尺度をひとり親家族にも使用していた．

　また，家族看護学における課題として研究成果が臨床看護師により技術として社会に還元されにくいことが指摘されている (山口，2010)．ひとり親家族の家族機能についても，本書で紹介したように，既に明らかにされている知見があるが，臨地現場での対応に追われている看護師が複数の論文を読み臨地応用するのはハードルが高く，得られた知見が臨地で十分に活用されていない現状がある．

　このような経緯を踏まえひとり親家族を対象とした家族機能尺度である「ひとり親家族等用家族機能尺度 (Family Functioning Scale for Single-parent Families: FFSS)」を開発した．本章では，その作成過程を解説した後，尺度の信頼性・妥当性について検討し，その活用について考察する．

II．調査の方法
1．質問紙の作成・選定とその構成
1）ひとり親家族の家族機能を評価できる新たな尺度（FFSS）の作成

　第1章および補論において紹介した子育て期のひとり親家族に関する文献検討の結果と，日本の子育て期のひとり親家族の家族機能に焦点を当てた家族看護学研究の成果をアイテムプールとし，ひとり親家族の家族機能を表していると考えられる質問項目を複数集めた．その後，4名の家族看護学の専門家から構成される複数回のメール会議・電話会議と6回の専門家会議を開催し，質問項目の精選と質問内容の検討，質問の意図が分かりにくい不適切な表現の修正を繰り返し行った．最後に，本研究に関与していない，子育て期家族（母親5名）にワーディングを確認してもらい，質問の意図が分かりにくい表現がないか確認し，FFSSを作成した．FFSSは，家族エコロジカルモデル

(Bronfenbrenner,1979; Roberts, Feetham, 1982) を理論的基盤とし，各項目について家族機能の充足度と重要度を評価する尺度として20項目の単回答型質問と1項目の複数回答型質問で構成した．家族エコロジカルモデルは，家族と家族をとりまく人的・物的・社会的環境をシステムとしてとらえ，家族との交互作用を分析する生態学を基礎としたモデルである．このモデルに基づき，FFSSは，家族との関係のみならず，家族を取り巻く人との関係や環境への適応に焦点をあて，家族を幅広い視点からホリスティックに捉えることができるよう考慮した．なお，FFSSの回答に要する時間を調査するため，質問紙の余白に回答時間を記入する項目を設けた．

FFSSの各20項目の単回答型質問には，「①十分に行われていると思いますか？」「②どの程度，重要ですか？」の2つの質問があり，家族機能の充足度の程度は1（十分ではない）から5（十分だ），重要度の程度は1（重要ではない）から5（重要だ）までのリッカート・スケールで回答してもらう．その後，それぞれ1点から5点として得点化する．充足度得点は高いほど充足度が高い（家族機能が高い）ことを示し，重要度得点は高いほど家族が価値を置いていることを示す．

家族支援は看護師の価値観や判断に基づいて一方的に行うのではなく，家族の価値観にそって実践する必要があることが指摘されている（法橋，樋上，2010）．したがって，臨地現場で家族の家族支援ニーズに基づいた支援が可能となるよう，21項目目の複数回答型質問には，看護職者（看護師，保健師，助産師）による家族支援や相談の希望を確認する項目を設けている（家族機能を測定する内容ではないため，得点化には影響しない）．

2) 新しい尺度と比較するための既存の家族機能尺度の選定

新しい尺度と比較するための既存の家族機能尺度として，Feetham家族機能調査日本語版I（Japanese-language Version I of the Feetham Family Functioning Survey, FFFS-J）を選定した．FFFS-Jは，27項目で構成される家族機能尺度であり，保育所に通う子どもをもつ子育て期家族を対象として信頼性と妥当性が確認され

ている（法橋, 前田, 杉下, 2000；法橋, 本田, 平谷他, 2008）．25 項目は回答選択肢型質問であり, 各項目には, それぞれ「a. 現在どの程度ありますか」「b. どの程度あると望ましいですか」「c. あなたにとってどの程度重要ですか」の 3 つの質問がある. これらに対して, 1（ほとんどない）～ 7（たくさんある）のリッカート・スケールで回答するようになっており, それぞれを現実（a 得点）, 理想（b 得点）, 価値（c 得点）とする（それぞれの得点の範囲は 1 ～ 7 点）. さらに, 現実の家族機能と理想の家族機能の差異から家族機能充足度得点（d 得点 = |a 得点 − b 得点 |）を算出できる（得点の範囲は 0 ～ 6 点）. d 得点は高いほど家族機能の充足度が低いことを示す. なお, FFFS-J の回答選択肢型質問には, 配偶者に関する項目が含まれるが, ひとり親家族にも使用可能であり, 配偶者がいない場合は配偶者の役割をどの程度必要としているかをもとに質問に回答する（法橋, 本田, 平谷他, 2008）. 残りの 2 項目は,「現在の生活において最も困っていること」と「現在の生活において最も助けになること」の自由回答型質問であり, 得点には影響しない. なお, FFFS-J は, 家族エコロジカルモデル（Bronfenbrenner,1979；Roberts, Feetham, 1982）に基づき開発されている. 保育所に通う子どもをもつ家族を対象に信頼性・妥当性を検証しただけではなく, 理論的基盤が FFSS と同じである点も, 新しい尺度と比較するための既存の家族機能尺度として FFFS-J を選定した理由である.

2．調査対象とサンプリングの方法

　ひとり親は子どもを幼稚園より保育所に預ける比率が高い（表, 2011）ことから, 認可保育所・無認可保育所・認定こども園に通う子どもをもつひとり親家族（回答者は父親もしくは母親）を対象とした.

　尺度開発の調査には, 項目数の 5 倍の対象者が必要であることが指摘されている（石井, 2005）. 本調査は, 20 項目の回答選択肢型質問で構成される尺度を開発するため, 100 名以上の対象者数が必要と考えられるが, 回答率や有効回答率等を加味して対象者数の目安を 200 名に設定した.

　ひとり親家族は都市部に居住する（由井，矢野，2000）ことから，20市ある政令指定都市から1市選択し，看護職者（看護師もしくは保健師）が配置されている，利用定員100名以上の認可保育所・無認可保育所・認定こども園に調査協力を依頼することとした．ただし，本調査を計画した平成29年の，児童のいる世帯のうち夫婦と未婚の子のみの世帯の割合は75.1％であるのに対し，ひとり親と未婚の子のみの世帯の割合は7.5％と低いことに加え（厚生労働省，2018），これまでの調査の経験からひとり親家族の対象を得ること自体が極めて難しい状況にあり，対象施設から調査協力を得ることが難しいことが予測された．したがって，その場合には，アンケートモニターを有しているインターネットリサーチサイトを活用した調査に切り替える計画とした．

　調査は，所属大学の倫理委員会の承認を得たうえで実施した．対象者には，研究の目的と方法，匿名性の保持，回答を拒否したり参加を辞退する権利の保障などについて，書面もしくはオンラインで説明し，同意が得られた場合のみ質問に回答してもらった．すべて無記名で回答してもらい，個人が特定できないように配慮した．

3．質問紙調査

　政令指定都市であるA市内の認可保育所のリスト（322箇所）から，看護職者が配置されている，利用定員100名以上の保育所を選定すると76箇所あった．この中からランダムに抽出した16保育所に依頼した結果，1保育所から協力が得られた．

　1保育所に通う子どもをもつひとり親21名に保育士を通して質問紙を配布し，父親もしくは母親に自宅で回答してもらい，郵送にて回収した．

　6名の母親から回答があり，白紙の回答（1名）を除くと，全員がFFSSの20項目全てに回答できたことを確認でき，通過率は100％であった．ただし，高い得点傾向に偏りが生じていた項目が存在したため検討し，より適切な表現に修正した．具体的には，15項目目の「家族が社会資源（児童扶養手当など）を利

用すること」の表現を「家族が社会資源（社会保障や制度）を知り活用すること」に修正した．21項目目の質問には無回答が存在したが，この質問はFFSSの20項目のうち，看護職者による家族支援や相談の希望があれば回答するよう指示しており，欠損なのか家族支援の希望がないのか区別ができないため，希望がない場合にその旨，回答できる選択肢（「特になし」）を追加した．修正したFFSSの質問項目は表6-1に示した．FFSSの回答に要した時間の平均（±標準偏差）は4.20（±1.79）分（範囲は1〜5分）であった．回答者数が少なく，これ以上の分析は難しいため，インターネットモニター調査を実施することとした．

4．インターネットモニター調査

　インターネットモニター調査を管理している会社が実施している通常の調査方法に基づき，調査実施前にスクリーニング調査を実施した．具体的には，「子どもがいる」と登録しているモニターに認可保育所・無認可保育所・認定こども園に通う子育て期のひとり親家族かどうか（対象者かどうか）を確認した．次に，インターネットモニター調査（家族の基本属性，FFSS，FFFS-Jから構成される質問紙調査）を実施するために，インターネットモニター調査会社を通じて対象者に電子メールを配信した．なお，インターネットモニター調査は，回答を中断して一時保存した後，再開できる機能があり，正確な回答時間の把握は困難であるため，質問紙から回答時間に関する質問は除いた．モニターはウェブ上でモニターサイトにアクセスするか，専用アプリでログインすると，本調査を含め，そのモニターが回答可能な調査が表示される．表示された複数の調査の中から本調査をクリックすると，別ブラウザで依頼文が表示されるため，依頼文を読み，参加の意思のある場合のみ，自ら調査画面に進み，回答してもらった．回答は，設定した対象者数の目安である200名の回答が集まった時点以降に締め切った．さらに，FFSSを同じ人に回答してもらった場合に同様の結果が繰り返し（一貫して）得られるかどうか検討することを目的とした2回目のインターネットモニター調査（FFSSのみで構成される質問紙調査）を実施した．具体

表 6-1　ひとり親家族等用家族機能尺度（FFSS）の質問項目

  1.　家族が家族員の健康を維持すること

  2.　家族が家族員の健康問題（病気や怪我）に対処すること

  3.　家族が育児や家事を行うこと

  4.　家族が経済的なやり繰りをすること

  5.　家族で心配事を解決すること

  6.　家族が癒しや支えになること

  7.　家族が心配事を身内に必要時，相談すること

  8.　家族が身内から理解やサポートを得ること

  9.　家族が心配事を友人・知人に必要時，相談すること

10.　家族が友人・知人から理解やサポートを得ること

11.　家族が地域の人とのつながりをもつこと

12.　家族が地域の人から理解やサポートを得ること

13.　家族が保育・教育関係者に子育て相談をすること

14.　家族が医療関係者に健康相談をすること

15.　家族が社会資源（社会保障や制度）を知り活用すること

16.　家族が共に有意義な時間を過ごすこと

17.　家族が安全で安心できる家庭を実現すること

18.　家族にとって過ごしやすい地域に住むこと

19.　家族が心と身体を休めること

20.　家族が再婚や就業などの希望を実現すること

21.　ご回答いただいた 1 〜 20 の項目のうち，看護職者の支援や相談を必要とする内容があれば，以下の 1 〜 20 の選択肢から選んでお答えください（当てはまるもの全てに○をお付けください）．その他に，看護職者の支援や相談を必要とする内容があれば，21 に○を付け，カッコ内に自由に記載してください．特にない場合は，22 に○をお付けください．

  1.　家族員の健康の維持　　　2.　健康問題への対処　　　3.　育児や家事を行うこと　　　4.　経済的なやり繰り

  5.　心配事の解決　　　6.　家族の癒しや支え　　　7.　身内への相談　　　8.　身内からの理解やサポート

  9　友人・知人への相談　　　10.　友人・知人からの理解やサポート　　　11.　地域の人とのつながり

12.　地域の人からの理解やサポート　　　13.　子育て相談をすること　　　14.　健康相談をすること

15.　社会資源（社会保障や制度）の活用　　　16.　家族との有意義な時間　　　17.　安全で安心できる家庭の実現

18.　過ごしやすい地域に住むこと　　　19.　心と身体の休息　　　20.　家族の希望の実現

21.　その他（　　　　　　　　　　　　　　　　　　　　　　　　　　　　）　22.　特になし

的には，１回目のインターネットモニター調査の回答者（200名）を対象に，１回目の調査回答日から２週間程度の期間をあけて（1週間以上２週間以内に），インターネットモニター調査会社を通じて対象者に電子メールを配信した．回答は，200名の対象者の半数である100名の回答が集まった時点以降に締め切った．

　統計解析は，Windowsパソコン上の統計解析ソフトウェアSPSS24.0（エス・ピー・エス・エス株式会社）を使用し，有意水準は5％とした．FFSSの得点分布を確認した後，総得点と各項目の平均得点の上下1SDで回答者を上位群・中位群・下位群に区分し，上位群と下位群の平均得点をWilcoxonの符号付順位和検定により比較する上位 – 下位分析（Good-Poor Analysis）を行い，各項目を検討した．因子分析を用いて因子構成を分析することにより構成概念妥当性を検討した．新尺度と既存の尺度で同様の結果が出るのか確認するために，FFSSとFFFS-Jの両方を回答したひとを対象に，これらの平均得点の相関により併存妥当性を検討した．Cronbachの α 係数を算出することにより内部整合信頼性を検討した．さらに，FFSSを同じ人に回答してもらった場合に同様の結果が繰り返し（一貫して）得られるかどうか確認するために，FFSSに２週間程度の期間をあけて２回とも回答したひとを対象として，これらの平均得点の相関により反復信頼性を検討した．なお，2回の調査の照合は，インターネットモニター調査会社にシステム上でマッチングが可能となるよう設定してもらった．

　FFFS-Jの自由回答型質問（2項目）は，「現在の生活において最も困っていること」と「現在の生活において最も助けになること」を分析対象とし，それぞれ記述全体を文脈単位，1内容を1項目として含む文または単語を記録単位とした．記述全体を繰り返し読み，文意を認識し理解したうえで，個々の記録単位の意味内容の類似性と差異性に基づき分類し，カテゴリーを命名した．その後，カテゴリーに分類された記録単位数を算出し，高い頻度で出現するカテゴリーを明らかにした．

第2節　ひとり親家族等用家族機能尺度（FFSS）の信頼性と妥当性
── アンケートの結果から ──

　1回目の調査は，45都道府県の206名（父親5名，母親201名）のひとり親から回答があり，有効回答とした．2回目の調査は103名（父親1名，母親102名）から回答があり，有効回答とした．有効回答者の103名は全員が1回目の有効回答者206名の中に含まれており，同一人物であった．有効回答が得られた206名の属性は表6-2にまとめた．回答者の健康状態について，206名中38名のひとり親（38名は全員が母親であった）がうつ病（6名）や気管支喘息（6名），関節リウマチ，下垂体機能低下症などの健康問題を抱えていた．なお，うつ病と回答したひとり親の中には不安障害や気分障害も抱えているひとり親が存在した．うつ病や不安障害などを含むメンタルヘルスに関する疾患があると回答したひとり親は38名中13名であった．また，206名中33名のひとり親が自分以外の家族員が健康問題を抱えていると回答し，その内訳は，子どもの気管支喘息（6名），子どもの発達障害もしくはその疑い（5名）の順に多かった．

　20項目の平均得点は表6-3にまとめた．家族機能の充足度得点については，天井効果，床効果ともに認められなかったが，重要度得点については20項目中14項目に天井効果が認められた．残りの6項目も平均（±標準偏差）が3.57（±1.10）から3.98（±0.98）と高い得点方向に偏りがみられた．

　FFSSの家族機能充足度の総得点の平均は64.33（±15.07）点で，上位群27名（79.40点以上）と下位群28名（49.26点以下）では平均得点に有意差が認められた（p = 0.000）．同様に各項目の平均得点で3群に区分した後，上位群と下位群の平均得点を比較した結果，全20項目で有意差が認められた（いずれの項目もp = 0.000）．

表 6-2　回答者の属性

項目		人数（％）		
学歴	中学もしくは高校卒業	101 （49.0）		
	高等教育機関 [1] 卒業	100 （48.5）		
	大学院卒業	5 　（2.4）		
就業状況	正規	88 （42.7）		
	非正規	100 （48.5）		
	自営業	5 　（2.4）		
	無職	13 　（6.3）		
疾患の有無 [2]	有り	38 （18.4）		
	無し	168 （81.6）		
疾患の有無 [3]	有り	33 （16.0）		
	無し	173 （84.0）		
家族形態	核家族	131 （63.6）		
	拡大家族	75 （36.4）		
家族周期	養育期	139 （67.5）		
	教育期	67 （32.5）		
ひとり親の理由	離婚	150 （72.8）		
	死別	6 　（2.9）		
	未婚	49 （23.8）		
	その他	1 　（0.5）		
		平均	標準偏差	範囲
年齢（歳）		33.1	5.7	22 ～ 49
子どもの人数（名）		1.6	0.8	1 ～ 5
同居家族の人数（名）		3.4	1.4	2 ～ 9
第 1 子年齢（歳）		6.1	4.0	0 ～ 18
世帯年収（万円）		310.8	252.7	0 ～ 2000

N=206
1）高等教育機関：高等専門学校，専門学校，短期大学，大学
2）疾患の有無：回答者の疾患・障害の有無
3）疾患の有無：疾患・障害をもつ家族員の有無

表 6-3　ひとり親家族等用家族機能尺度（FFSS）20 項目の項目別の得点

項目	平均（±標準偏差）	
	充足度得点	重要度得点
1.　家族が家族員の健康を維持すること	3.37（± 1.06）	4.62（± 0.76）
2.　家族が家族員の健康問題（病気や怪我）に対処すること	3.54（± 1.07）	4.67（± 0.66）
3.　家族が育児や家事を行うこと	3.30（± 1.17）	4.44（± 0.82）
4.　家族が経済的なやり繰りをすること	2.69（± 1.16）	4.51（± 0.84）
5.　家族で心配事を解決すること	3.12（± 1.08）	4.35（± 0.86）
6.　家族が癒しや支えになること	3.70（± 1.13）	4.52（± 0.79）
7.　家族が心配事を身内に必要時，相談すること	3.38（± 1.27）	4.32（± 0.90）
8.　家族が身内から理解やサポートを得ること	3.39（± 1.23）	4.35（± 0.85）
9.　家族が心配事を友人・知人に必要時，相談すること	3.19（± 1.12）	3.77（± 1.13）
10.　家族が友人・知人から理解やサポートを得ること	3.21（± 1.16）	3.85（± 1.10）
11.　家族が地域の人とのつながりをもつこと	2.88（± 1.10）	3.57（± 1.10）
12.　家族が地域の人から理解やサポートを得ること	2.74（± 1.10）	3.62（± 1.06）
13.　家族が保育・教育関係者に子育て相談をすること	3.24（± 1.15）	3.95（± 0.98）
14.　家族が医療関係者に健康相談をすること	3.32（± 1.12）	3.98（± 0.98）
15.　家族が社会資源（社会保障や制度）を知り活用すること	2.98（± 1.06）	4.29（± 0.95）
16.　家族が共に有意義な時間を過ごすこと	3.30（± 1.16）	4.52（± 0.76）
17.　家族が安全で安心できる家庭を実現すること	3.42（± 1.10）	4.63（± 0.69）
18.　家族にとって過ごしやすい地域に住むこと	3.67（± 1.08）	4.49（± 0.77）
19.　家族が心と身体を休めること	3.10（± 1.24）	4.60（± 0.72）
20.　家族が再婚や就業などの希望を実現すること	2.77（± 1.21）	4.11（± 1.07）

N=206

　構成概念妥当性を検討するために，重み付けのない最小 2 乗法による因子分析（プロマックス回転）により因子を抽出して評価した結果を表 6-4 にまとめた．因子数はスクリープロットによる結果から 2 因子とした．累積寄与率は 70.4％であった．因子負荷量 0.35 以上の項目を採択すると，第 1 因子に 13 項目，第 2 因子に 7 項目が抽出された．2 因子の因子相関係数は 0.641 であった．

　併存妥当性を検討するために，FFSS の家族機能充足度総得点と FFFS-J の家族機能充足度総得点との Spearman の順位相関係数を確認すると，-0.34

（p = 0.000）であった．FFFS-J には配偶者との関係に関する項目が含まれているため，これら 9 項目を除いた FFFS-J の家族機能充足度総得点との Spearman の順位相関係数も算出したところ，-0.39（p = 0.000）であった．

　内部整合信頼性を検討するために，FFSS の全 20 項目の Cronbach の α 係数を算出すると，0.93 であった．下位尺度毎の Cronbach の α 係数は，第 1 因子（13 項目）が 0.92，第 2 因子（7 項目）が 0.87 であった．なお，FFFS-J の全 25 項目の Cronbach の α 係数は 0.89，配偶者に関する項目を除く 16 項目の Cronbach の α 係数は 0.83 であった．

　反復信頼性を検討するために，FFSS に 2 週間程度の期間をおいて 2 回回答した 103 名を対象に，2 回の調査間の Spearman の順位相関係数を算出したところ，0.81（p = 0.000）であった．

　FFSS の複数回答型質問に対する回答から得られた，ひとり親が看護職者の支援や相談を希望する内容は，表 6-5 にまとめた．看護職者に希望する家族支援の第 1 位は「2. 健康問題への対処」であった．

　FFFS-J の自由回答型質問から得られたカテゴリーは，記録単位数が多い順に上位 5 項目を表 6-6 に示した．ひとり親が最も困っていることの第 1 位は「経済的な余裕のなさ」で，最も助けになることの第 1 位は「親の存在」であった．

第３節　エビデンスに基づくひとり親家族の家族支援法

Ｉ．本調査対象のひとり親家族の特徴

　本調査は，1 保育所で質問紙調査を実施した後，インターネットモニター調査を実施した．インターネットモニター調査は，回答者の学歴が高い傾向にあること，郵送法と比較して回答が批判的になる傾向があることが指摘されている（石田, 佐藤, 佐藤他, 2009）．

　本研究参加者の基本属性を全国ひとり親世帯等調査（厚生労働省, 2017）の母子世帯の母親の基本属性と比較すると，全国ひとり親世帯等調査の母親の平

表6-4　ひとり親家族等用家族機能尺度（FFSS）の重み付けのない最小2乗法による因子分析（プロマックス回転）

項目	第1因子	第2因子
1. 家族が家族員の健康を維持すること	0.76	-0.09
2. 家族が家族員の健康問題（病気や怪我）に対処すること	0.83	-0.17
3. 家族が育児や家事を行うこと	0.76	-0.11
4. 家族が経済的なやり繰りをすること	0.78	-0.16
5. 家族で心配事を解決すること	0.81	-0.07
6. 家族が癒しや支えになること	0.60	0.20
7. 家族が心配事を身内に必要時，相談すること	0.55	0.20
8. 家族が身内から理解やサポートを得ること	0.39	0.30
9. 家族が心配事を友人・知人に必要時，相談すること	0.07	0.65
10. 家族が友人・知人から理解やサポートを得ること	-0.01	0.78
11. 家族が地域の人とのつながりをもつこと	-0.08	0.75
12. 家族が地域の人から理解やサポートを得ること	-0.11	0.79
13. 家族が保育・教育関係者に子育て相談をすること	-0.10	0.78
14. 家族が医療関係者に健康相談をすること	0.04	0.65
15. 家族が社会資源（社会保障や制度）を知り活用すること	0.28	0.38
16. 家族が共に有意義な時間を過ごすこと	0.55	0.18
17. 家族が安全で安心できる家庭を実現すること	0.67	0.21
18. 家族にとって過ごしやすい地域に住むこと	0.45	0.23
19. 家族が心と身体を休めること	0.69	0.07
20. 家族が再婚や就業などの希望を実現すること	0.47	0.16
因子寄与	7.59	6.48
寄与率（%）	38.0	32.4

N=206，累積寄与率：70.4%

均年齢は33.8歳，同居家族の人数は3.3人，母子のみの核家族の割合は61.3%であり，本研究参加者の基本属性と類似していた．一方で，全国ひとり親世帯等調査の母親の就業の割合は81.8%，離婚によりひとり親になった割合は79.5%，世帯年収は348万円，中学もしくは高校卒業の割合が56.3%であるため，本研究参加者のほうが，就業率が高く，離婚によりひとり親になった割合が低く，世帯年収が低く，学歴が高い傾向にあった．全国ひとり親世帯等調査

表 6-5　ひとり親が看護職に希望する家族支援

ランキング	項目	人数	%
1	2. 健康問題への対処	80	14.1
2	1. 家族員の健康の維持	68	12.0
3	14. 健康相談をすること	54	9.5
4	19. 心と身体の休息	52	9.2
5	22. 特になし	51	9.0

N=206

表 6-6　ひとり親が最も困っていることと最も助けになることの上位 5 項目

困っていること（N=206，記録単位数＝279）			
ランキング	カテゴリー	記録単位数	%
1	経済的な余裕のなさ	94	33.7
2	子育てに関する悩み	39	14.0
3	特になし	25	9.0
4	時間的な余裕のなさ	23	8.2
5	仕事や家事，育児の両立	15	5.4

助けになること（N=206，記録単位数＝234）			
ランキング	カテゴリー	記録単位数	%
1	親の存在	31	13.2
2	親の協力	28	12.0
3	子どもの存在	23	9.8
3	子どもの笑顔	23	9.8
5	お金・手当（児童扶養手当等）	18	7.7

は，父親もしくは母親がいない，あるいは父母ともにいない，満 20 歳未満の未婚の子どもを養育している世帯を対象とし，調査員が対象世帯を訪問して調査票を手渡し，郵送により調査票の回収を行う方法で実施している調査である．本調査とは対象が異なることに加えて，母子世帯と父子世帯の結果を分けて示しているため，単純に比較することについては限界がある．また，調査回答者の偏りはインターネットモニター調査だけの問題ではなく，従来型調査手法で

も発生していることや設問のタイプによっては，調査間で差がないことも指摘されているため（萩原，2009），インターネットモニター調査を特別に問題視する必要はないと考える．しかし，インターネットモニター調査の特徴により，回答に偏りが生じた可能性はあると考えられる．

　ひとり親家族は子育てや家事，就労という複数の役割をひとりの親が担うことが多く，子育て，収入，住居などの生活面で様々な困難に直面することが明らかにされている（新保，2003）．本調査に参加したひとり親も経済的な余裕や時間的な余裕のなさ，子育てに関する悩み，複数の役割の両立を困りごととして回答しており，同様の結果であることが推測された．また，認可保育所・無認可保育所・認定こども園に通う子どもをもつひとり親家族の中にはうつ病などの健康問題を抱える家族員のいる家族も多く，看護職者に健康や子育てに関する支援や相談を希望していることが明らかになった．したがって，看護職者は，保育所においても看護職者による健康相談や子育て支援が必要であることを理解し，子どもだけではなく家族全体をケアの対象と捉え，家族支援を行うことが重要であろう．

II．ひとり親家族等用家族機能尺度（FFSS）の有効性の検討

　FFSSの得点分布を見ると，家族機能の充足度得点については，天井効果，床効果ともに認められなかったが，重要度得点については20項目中14項目に天井効果が認められたため，家族機能の重要度の評価は採用しないこととした．FFSSの各項目はひとり親家族を対象とした研究結果から抽出しており，ひとり親はこれらの内容を重要視しているため，天井効果が認められたと考えられる．上位 – 下位分析では，全項目において上位群と下位群の得点に有意差が認められたため，FFSSの各項目は弁別力が高いと判断できる．これらより，FFSSの各項目は，適切な項目から構成されていると考えられる．

　因子分析の結果，FFSSは2因子構造であった．第1因子は家族と家族員や身内との関係を測定していると考えられるため「家族内部環境と身内との関

係」とし，第2因子は家族と友人・知人，地域の人，保育・教育関係者，医療関係者との関係を測定していると考えられるため「家族外部環境（身内を除く）との関係」と命名した．FFSSと同じく，家族エコロジカルモデルに基づき開発されたFFFS-Jは3因子構造（「家族と家族員との関係」「家族とサブシステムとの関係」「家族と社会との関係」）であるのに対し，ひとり親家族を対象として開発したFFSSは2因子構造であり，家族機能のデータの特徴が異なっていた．FFFS-Jの自由回答型質問に対する回答より，ひとり親家族は，家族機能の良好な維持にひとり親の親との関係を重要視しているため，家族と家族員との関係を測定するドメインに身内との関係を測定する内容が含まれた可能性や，親がふたり存在するふたり親家族と比較し，親がひとりのひとり親家族は家族を取り巻く環境との関係が，よりシンプルである可能性が考えられる．なお，第1因子と第2因子の因子相関係数は0.641と比較的強い相関があることが明らかになり，「家族内部環境と身内との関係」が良好な家族は「家族外部環境（身内を除く）との関係」も良好である可能性が考えられる．

　FFSSの併存妥当性を検討した結果，FFSSとFFFS-JのSpearmanの順位相関係数は-0.34，FFFS-Jの配偶者に関する項目を除いた場合のSpearmanの順位相関係数は-0.39であり，相関があると判断できる．すなわち，併存妥当性が確保できたと考えられる．なお，FFSSは得点が高いほど家族機能が高いことを示すが，FFFS-Jは得点が高いほど家族機能が低いことを示すため，逆相関（負の関係）を示す．

　FFSSの全20項目と各下位尺度のCronbachのα係数を算出したところ，0.8以上（鳩野，2016）の値を示したため，尺度の内部整合信頼性は確保できたと考えられる．一方で，0.95以上など，あまりにも高すぎる場合は，類似性の高い項目が複数含まれることも懸念される（吉岡，2012）が，0.95を下回った．

　2週間の間隔をおいて実施した再テスト法においては，Spearmanの順位相関係数が0.7以上（鳩野，2016）の値を示し，尺度の反復信頼性が確保できたと考えられる．

Ⅲ．ひとり親家族等用家族機能尺度（FFSS）を活用した家族支援

　FFSS は，過去に積み重ねられてきた，ひとり親家族の家族機能研究の成果を臨地現場で活用しやすいよう尺度化したものであり，本尺度を使用することでエビデンスに基づいた看護を実践できる．このような尺度は国内外に存在せず，ひとり親家族の家族看護学研究や実践の推進に役立つと考えられる．

　本研究結果から明らかになったように，本尺度項目のすべてがひとり親家族の家族機能の遂行に重要であり，看護職者が FFSS を見ることでアセスメントの視点が得られる．FFSS は家族に回答してもらうことで家族機能レベルを数値化でき，家族機能充足度得点を算出するための計算を必要としないため，対象家族の家族機能の現状や家族が看護職者に希望する家族支援を迅速に判断できる．家族の希望も確認でき，家族のニーズに応じた家族支援を計画できる．家族機能の充足度が低く，家族が看護職者の支援や相談を希望している項目は家族支援の優先度が高いと判断できる．一方で，家族機能の充足度が低いが，家族が看護職者の支援や相談を希望していない項目は，家族が踏み込まれたくない領域である可能性や看護職者以外の人から支援を求めている可能性，看護職者に遠慮したり，看護職者には支援や相談を求められないと考えている可能性が考えられるため，経過観察したり，信頼関係を十分に構築してから家族支援を計画する方がよいと判断できる内容である．

　既存の家族機能尺度は，ふたり親家族を基盤に作成しているため，ひとり親家族にも使用可能と明記していても，例えば，配偶者や結婚生活，性生活に関する項目など，ひとり親家族には回答しづらい項目が多く含まれていた．また，ひとり親家族とふたり親家族では家族機能の特徴が異なるだけではなく，家族機能尺度の因子構造が異なることが明らかになったため，ひとり親家族の家族機能を的確にアセスメントするためには，ひとり親家族に適した尺度を使用する必要がある．例えば，ひとり親家族であっても母子家庭と父子家庭，父子家庭であっても父親と娘，父親と息子から構成される家族では，家族の特徴や機能が異なる可能性が考えられる．このようなひとり親家族の多様性を踏ま

えて，家族構成などが異なるひとり親家族を比較する際や，ひとり親家族の家族差や家族の希望を加味したテーラーメイドな家族支援を行う場合などに本尺度を活用できよう.

引用文献

Bronfenbrenner U.: The ecology of human development, experiments by nature and design, Harverd University Press, Cambridge, MA, 1979

萩原牧子：インターネットモニター調査はどのように偏っているのか：従来型調査手法に代替する調査手法の模索，Works Review，4：8-19，2009

鳩野洋子：尺度を選ぶ：研究の目的に合った尺度をどう選ぶか，川本利恵子編集，看護研究の精度向上・時間短縮のために「尺度」を使った看護研究のキホンとコツ，10-28，日本看護協会出版会，東京，2016

法橋尚宏，樋上絵美：現代家族像と家族環境，法橋尚宏編集，新しい家族看護学：理論・実践・研究，2-16，メヂカルフレンド社，東京，2010

Hohashi, N., Honda, J.: Development and testing of the Survey of Family Environment (SFE)：A novel instrument to measure family functioning and needs for family support, Journal of Nursing Measurement, 20 (3): 212-229, 2012

法橋尚宏，本田順子，平谷優子，他：家族機能のアセスメント法：FFFS 日本語版 I の手引き，EDITEX，東京，2008

法橋尚宏，堀口和子，樋上絵美：家族看護の場とパラダイム，法橋尚宏編集，新しい家族看護学：理論・実践・研究，57-60，メヂカルフレンド社，東京，2010

法橋尚宏，前田美穂，杉下知子：FFFS（Feetham 家族機能調査）日本語版 I の開発とその有効性の検討，家族看護学研究，6（1）：2-10，2000

石田浩，佐藤香，佐藤博樹，他：信頼できるインターネット調査法の確立に向けて，SSJDA リサーチペーパーシリーズ 42，東京大学社会科学研究所，東京，2009

石井秀宗：統計分析のここが知りたい：保健・看護・心理・教育系研究のまとめ方，文光堂，東京，2005

厚生労働省：平成 28 年度全国ひとり親世帯等調査結果報告．
https://www.mhlw.go.jp/file/06-Seisakujouhou-11920000-Kodomokateikyoku/0000190327.

　　pdf. 2017（2020 年 12 月 30 日）

厚生労働省：平成 29 年国民生活基礎調査の概況.
　　https://www.mhlw.go.jp/toukei/saikin/hw/k-tyosa/k-tyosa17/dl/10.pdf. 2018（2021 年 2
　　月 28 日）

日本保育協会：保育所の環境整備に関する調査研究報告書　平成 21 年度.
　　http://www.fn.m.u-tokyo.ac.jp/upload/H21report_hoiku.pdf. 2009（2019 年 3 月 24 日）

Olson, D.H., Sprenkle, D.H., Russell, C.S.: Circumplex model of marital and family systems:
　　I. Cohesion and adaptability dimensions, family types, and clinical applications. Family
　　Process, 18 (1), 3-28, 1979

表真美：ひとり親家族の家庭教育と子育て，京都女子大学発達教育学部紀要，7：1-8，2011

Roberts, C.S., Feetham, S.L.: Assessing family functioning across three areas of relationhips,
　　Nursing Research, 31 (4): 231-235, 1982

新保幸男：ひとり親家庭の生活現状と課題，月刊福祉，86（10）：12-15，2003

立木茂雄：家族システムの理論的・実証的検証：オルソンの円環モデル妥当性の検討，川島
　　書店，東京，1999

山口桂子：研究と実践をつなぐもの：家族看護学の有機的な発展をめざして，日本家族看護
　　学会第 17 回学術集会講演集，28，2010

吉岡さおり：測定尺度の信頼性と妥当性，小笠原知枝，松木光子編集，これからの看護研
　　究：基礎と応用第 3 版，133-139，ヌーヴェルヒロカワ，東京，2012

由井義通，矢野桂司：東京都におけるひとり親世帯の住宅問題，地理科学，55（2）：77-98，
　　2000

あとがき

　本書は2006年から今日まで16年かけて取り組んできた，ひとり親家族の看護研究の成果の一部をまとめたものである．独身生活が長かった私は，本書で紹介した調査の大半は独身時代に行っており，結婚の意味や，まして離婚や死別によりひとり親となることがどういうことか，まだ十分に理解できていなかった．もちろん，簡単に，人の体験を理解できたなどと述べることはできず，今もその途上にあることに違いはないが，本書をまとめる中で，ひとり親となる（でいる）選択をされた対象者の方々の言葉を思い出し，また，ひとり親家族の家族機能研究とともに歩んできた自分の人生を振り返り，人はよりよく生きるために，家族を形成したり，拡大あるいは縮小したり，解体するのかもしれないと思い至った．

　私は，ひとり親家族の家族機能研究を通して，調査にご参加くださった方，お一人おひとりから，家族機能に関することだけではなく，その方にとっての家族の意味や生きる意味についても教えていただいたと感じている．ひとの生きざまに触れた経験は，私の看護観に大きな影響を与え，だからこそ，まさに「ライフワーク」として調査を継続することができた．

　本書で紹介した調査の中でも，特に，第3章から第5章のインタビューにおけるフィールド確保は困難であり，本書は，ご協力くださった対象施設や対象者の方々のご厚意なしには存在しえなかった．貴重な時間を費やし，調査にご協力くださった対象施設の皆様と対象者の皆様に心よりお礼を申し上げます．ひとり親家族の家族機能研究を遂行するにあたりご指導くださいました，法橋尚宏先生（神戸大学大学院保健学研究科教授）には，研究成果を社会に還元することの重要性を教えていただいた．そのことの意味が当初は十分に理解できなかったが，気付いてからでは遅すぎて，あやうく，ご家族から教えていただいた大

切な知見が，誰にもどこにも生かされずに埋もれてしまうところであった．的確なご助言・ご指導をいただいたことに感謝いたします．調査にご協力くださった堀口和子先生（兵庫医科大学看護学部看護学科教授），小寺さやか先生（神戸大学大学院保健学研究科准教授），億田真衣さん，杉中茉里さん，それから，ここにお一人おひとりのお名前を掲載することはできないが，調査に関わってくださった方々にも感謝いたします．

　本書の出版に当たっては，JSPS科研費 JP22HP5169 の助成の交付を受けている．また，本書は，科学研究費補助金の助成を受けることで実施できた調査結果が多く含まれている．具体的には，第4章の調査は JSPS科研費 JP22792227 の助成を，第5章の調査は JSPS科研費 JP24792496 の助成を，第6章の調査は JSPS科研費 JP15K11657 の助成を受けることで実施できた．経済的支援に深謝いたします．

　本書の出版に向けて様々なアドバイスをくださった，晃洋書房の井上芳郎さんや関わってくださった皆様にもお礼申し上げます．最後に，本書を刊行するという発想すらなかった私に本書刊行のきっかけを与えてくれた夫の松木洋人，それから人一倍長い学生生活を支えてくれた両親をはじめ家族に改めて感謝を申し上げます．

　本書がひとり親家族への理解を助け，家族支援につながれば幸いである．

　2022年8月22日

平谷優子

付　録

ひとり親家族等用家族機能尺度（FFSS）

この質問票は，子育て中のひとり親のご家族の生活や役割と看護職者からの支援や相談のご要望についてお尋ねするものです.

・1から20の各項目について，あなたの家族にとって，十分に行われていると思いますか？
　現在あなたが感じている程度に最も近い数字に〇をしてください．21の質問では，看護職者からの支援や相談のご要望についてお伺いします.
・「看護職者」とは，看護師，保健師，助産師を指します.
・「子ども」とは，18歳（高校卒業年齢）以下の子どもを指します．「家族」とは，あなたが家族と思う人を指します（法的関係の有無は問いません）.

- -
※「あなたの家族にとって，十分に行われていると思いますか？」は，必ずしも，家族全員で行われている必要はありません．あなたが思うままにお答えください.
- -

あなたの家族にとって，十分に行われていると思いますか？　現在あなたが感じている程度に最も近い数字に〇をしてください.

1. 家族が家族員の健康を維持すること	（十分ではない）	1・2・3・4・5（十分だ）
2. 家族が家族員の健康問題（病気や怪我）に対処すること	（十分ではない）	1・2・3・4・5（十分だ）
3. 家族が育児や家事を行うこと	（十分ではない）	1・2・3・4・5（十分だ）
4. 家族が経済的なやり繰りをすること	（十分ではない）	1・2・3・4・5（十分だ）
5. 家族で心配事を解決すること	（十分ではない）	1・2・3・4・5（十分だ）
6. 家族が癒しや支えになること	（十分ではない）	1・2・3・4・5（十分だ）
7. 家族が心配事を身内に必要時，相談すること	（十分ではない）	1・2・3・4・5（十分だ）
8. 家族が身内から理解やサポートを得ること	（十分ではない）	1・2・3・4・5（十分だ）
9. 家族が心配事を友人・知人に必要時，相談すること	（十分ではない）	1・2・3・4・5（十分だ）
10. 家族が友人・知人から理解やサポートを得ること	（十分ではない）	1・2・3・4・5（十分だ）
11. 家族が地域の人とのつながりをもつこと	（十分ではない）	1・2・3・4・5（十分だ）
12. 家族が地域の人から理解やサポートを得ること	（十分ではない）	1・2・3・4・5（十分だ）
13. 家族が保育・教育関係者に子育て相談をすること	（十分ではない）	1・2・3・4・5（十分だ）

14. 家族が医療関係者に健康相談をすること　　　　　　　（十分ではない）1・2・3・4・5（十分だ）

15. 家族が社会資源（社会保障や制度）を知り活用すること　（十分ではない）1・2・3・4・5（十分だ）

16. 家族が共に有意義な時間を過ごすこと　　　　　　　　（十分ではない）1・2・3・4・5（十分だ）

17. 家族が安全で安心できる家庭を実現すること　　　　　（十分ではない）1・2・3・4・5（十分だ）

18. 家族にとって過ごしやすい地域に住むこと　　　　　　（十分ではない）1・2・3・4・5（十分だ）

19. 家族が心と身体を休めること　　　　　　　　　　　　（十分ではない）1・2・3・4・5（十分だ）

20. 家族が再婚や就業などの希望を実現すること　　　　　（十分ではない）1・2・3・4・5（十分だ）

21. ご回答いただいた 1 ～ 20 の項目のうち，看護職者からの支援や相談を必要とする内容があれば，以下の
　　1 ～ 20 の選択肢から選んでお答えください（当てはまるもの全てに〇をお付けください）．
　　その他に，看護職者からの支援や相談を必要とする内容があれば，21 に〇を付け，カッコ内に自由に記
　　載してください．特にない場合は，22 に〇をお付けください．

　　1. 家族員の健康の維持　　2. 健康問題への対処　　3. 育児や家事を行うこと　　4. 経済的なやり繰り

　　5. 心配事の解決　6. 家族の癒しや支え　　7. 身内への相談　　8. 身内からの理解やサポート

　　9. 友人・知人への相談　　10. 友人・知人からの理解やサポート　　11. 地域の人とのつながり

　　12. 地域の人からの理解やサポート　　13. 子育て相談をすること　　14. 健康相談をすること

　　15. 社会資源（社会保障や制度）の活用　　16. 家族との有意義な時間　　17. 安全で安心できる家庭の実現

　　18. 過ごしやすい地域に住むこと　　19. 心と体の休息　　20. 家族の希望の実現

　　21. その他（　　　　　　　　　　　　　　　　　　　　　　　）　　22. 特になし

《著者紹介》

平谷　優子（ひらたに　ゆうこ）

　山口県出身，博士（保健学）
　神戸大学大学院保健学研究科博士課程後期課程修了
　現在，大阪公立大学大学院看護学研究科教授
　専門は小児看護学，家族看護学
　共著書に『新体系 看護学全書　統合分野　在宅看護論 第5版』（メヂ
　カルフレンド社，2019），『強みと弱みからみた在宅看護過程＋総合的
　機能関連図』（医学書院，2018），『新しい家族看護学：理論・実践・研
　究』（メヂカルフレンド社，2010），『家族機能のアセスメント法：FFFS
　日本語版Iの手引き』（EDITEX，2008）など

ひとり親家族の看護学

2022年11月20日　初版第1刷発行	＊定価はカバーに表示してあります

著　者　平　谷　優　子 ©

発行者　萩　原　淳　平

印刷者　江　戸　孝　典

発行所　株式会社　晃　洋　書　房

〒615-0026　京都市右京区西院北矢掛町7番地
電　話　075-(312)-0788番(代)
振替口座　01040-6-32280

装丁　浦谷さおり　　　　組版　(株)金木犀舎
印刷・製本　共同印刷工業（株）

ISBN978-4-7710-3669-7